見分けて治そう！
歯科金属・材料アレルギー

歯科金属アレルギー1000症例の
科学的根拠に基づいた分析からわかった
診断と処置

編著
高　永和（大阪府・高歯科医院）
高理恵子（大阪府・高歯科医院）

著
荒島由枝（大阪府・高歯科医院）
魚島勝美（新潟大学大学院医歯学総合研究科）
江草　宏（東北大学大学院歯学研究科）
島津恒敏（京都府・島津医院アレルギー科）
中野　環（大阪大学大学院歯学研究科）
樋口鎮央（和田精密歯研株式会社）
峯　篤史（大阪大学大学院歯学研究科）

クインテッセンス出版株式会社　2015

Tokyo, Berlin, Chicago, London, Paris, Barcelona, Istanbul, Milano, São Paulo, Moscow, Prague, Warsaw,
Delhi, Bucharest, and Singapore

本書のはじめに

　帝政期ローマの博物学者プリニウスは，「プリニウスの博物誌」のなかで，「金は空気や水分ばかりか，ほとんどすべての化学薬品をもってしても腐食しない」と述べた．しかし，われわれは今，金が溶けてアレルギーを起こすことを知っている．

　「生体適合性」を有するとは，生体に為害作用を及ぼさないか，それが許容範囲内であることをいう．ゆえに，生体適合性を有する材料は，安全性があるとされる．現在，保険診療で使用されている金銀パラジウム合金は，経済性が優先され，安全性は許容限界内として認められた（日本補綴歯科学会歯科用金属企画委員会．歯科用金属の規格並びに銀合金に関する見解．補綴誌1984；28：1304-1354.）．しかし，安全性とはあくまで予測に過ぎず，実際使用したとき副作用を生ずることは十分にありうる．事実，パラジウムアレルギーについては，日本だけでなく，西欧でも最近大きな問題になっている．そのうえ，金やパラジウム価格は高騰しており，その経済的優位性すら破綻している．

　「口の中がヒリヒリして違和感があるけど，歯科金属アレルギーですか？」と患者から聞かれることがある．われわれ歯科医師も，歯科金属アレルギーについて，この程度に認識していた．ところが，本書で後述するように，歯科金属アレルギーによる症状は，口腔内よりも，むしろ全身に，しかもさまざまな皮膚症状として現れることがわかった．つまり，**歯科金属アレルギーは，口腔内の金属が口腔粘膜や消化管から吸収され，血行性に全身に運ばれ，到達した部位で皮膚アレルギーを起こす，「全身性接触皮膚炎」として表現される**のである．接触皮膚炎であるなら，原因がわかれば，それと接触しないようにすることで治癒する．よって，全身性の接触皮膚炎である歯科金属アレルギーは，原因金属がわかれば，それを除去することで治癒することになる．

　一方，難治性アトピー性皮膚炎のなかには，専門医での，薬物療法・スキンケア・悪化因子の検索と除去を基本とした適切な治療をうけても，症状が改善せず長年にわたり緩解・増悪を繰り返す症例が存在する．もしかすると，このように非常に治りにくい症例では，原因・悪化因子として歯科金属が関与しているのではないだろうか？　そのことについて，約1000名の症例から筆者らは2000年に，難治性アトピー性皮膚炎と歯科金属との関連性，ということで報告した（高永和，高理恵子，島津恒敏，丸山剛郎．アトピー性皮膚炎における歯科金属除去による臨床症状の変化に関する研究．補綴誌 2000；44：658-662）．

　歯科治療を考えてみると，疼痛や病巣の除去のみでは終わらず，多くの場合，その後に修復処置が必要となる．そのため，われわれ歯科医師は日々臨床において多種多量の金属を使用している．しかし，その使用する金属に対して，力学的性質だけでなく，アレルギーを含めた生物学的性質にまで注意を払っているかと問われれば，そうとはいい難い．

　いま増加する歯科金属アレルギーを目の前にして，われわれ歯科医師は，歯科金属について，ひいては歯科金属アレルギーについて熟知しなければならない．そのうえで，難治性の皮膚炎患者に対しては，専門医との連携を密にしながら，歯科金属アレルギーを念頭に置き，積極的にかかわっていかねばならない．**もしこのまま，われわれ歯科医師が歯科金属アレルギーを放置しておけば，「歯科金属アレルギーは，歯科による医原病である」とのそしりを免れないだろう．**

　最後に，ご多忙のなか執筆していただいた執筆者の方々，ならびに編集を担当していただいたクインテッセンス出版の各位に厚く御礼申し上げます．また，歯科金属アレルギー治療の発展のために写真の使用をご許可いただきました患者の皆様に，深い敬意と感謝を表します．

2014年12月　高　永和

推薦のことば

矢谷博文
大阪大学大学院歯学研究科クラウンブリッジ補綴学分野

　歯科用金属は古くから接触皮膚炎の原因物質となることが知られている．日本接触皮膚炎学会によれば，接触皮膚炎は，①刺激性接触皮膚炎，②アレルギー性接触皮膚炎，③光接触皮膚炎，④全身性接触皮膚炎・接触皮膚炎症候群，に分類される．アクセサリーや時計などによる金属アレルギーは金属が直接触れている皮膚を中心に湿疹が生じることが多く，アレルギー性接触皮膚炎に分類される．一方，歯科用金属アレルギーでは口腔内に症状が出ることもあるが，むしろ口腔から遠隔の皮膚に発症することが多いことから，全身性接触皮膚炎に分類される．このような特徴のために患者は最初に歯科医院を受診することはなく，アレルギーに対する通常の医科的治療を行っても思わしい結果が得られない場合に，初めて歯科金属アレルギーが疑われることになる．したがって，歯科金属アレルギーを疑って歯科医院を受診した患者の病像は慢性経過をたどっており，重篤であることが少なくない．また，病像自体も患者によりきわめて多彩であることも知られている．

　金属アレルギーの診断はパッチテストおよびリンパ球幼若化試験により行われるが，いずれの検査も必ずしも診断精度が高いわけではなく，歯科金属アレルギーの確定診断は容易ではない．さらに，アレルギーの原因金属も高カラットの金合金が比較的安全とされてきたのはもう過去のことであり，アレルギーは生じないといわれてきたチタンについてもインプラントの普及により感作の機会が増えたためか，必ずしも安全ではなくなっている．

　治療に関しても，金属除去により症状のフレアアップをきたすことも多く，また，金属を使用しない歯科治療は，とくに欠損補綴においては容易ではない．

　以上のような背景から，今後歯科金属アレルギー患者は増加こそすれ，減少することはないと考えられ，歯科医師は以前にも増して適切な対応を迫られる立場にあることに疑いはない．

　それにもかかわらず，すでに述べたように歯科金属アレルギーの診断，原因金属の同定，治療のいずれをとっても容易ではないため，多くの歯科医師はその対応に苦慮しているのではないかと想像される．

　そのようななか，本書が出版される意義はきわめて大きいものがある．本書は，まちがいなく歯科金属アレルギーが疑われる患者を目の前にして途方に暮れる歯科医師に大いなる光明となるであろう．編著者の高 永和先生・高理恵子先生は，おそらくわが国において（世界においてといえるかもしれない），もっとも多く歯科金属アレルギー患者の治療経験を有する歯科医師である．その圧倒的に豊富な臨床経験に基づいてきわめて多くの症例を提示しながら歯科金属アレルギーのすべてが本書のなかで語られる．しかもベースになっているのは難しい理論ではなく，症例提示を通した実践とその結果である．

　したがって，多くの読者が大きい困難を感じずに本書を読み進めることができ，読み終えるころには歯科金属アレルギー患者に対してどのように対処すべきかきっと自信が芽生えてきているものと確信する．歯科医師だけでなく，医師や歯科衛生士や歯科技工士にも是非読んでいただきたい好著として本書を強く推薦するものである．

目次

CONTENTS

- 本書のはじめに 2
- 推薦のことば 3
- 編者・著者一覧 7
- 本書での歯科用金属の表記 8

PART 1　歯科金属アレルギーとは何か？

CHAPTER 1　歯科金属アレルギーの臨床像
- **1-1**　「金属アレルギー」と「歯科金属アレルギー」は違う？ 10
- **1-2**　歯科金属アレルギーの判定 11
- **1-3**　歯科金属アレルギーの臨床像 12

CHAPTER 2　口腔内の金属は腐食しやすい
- **2-1**　口腔内の環境と歯科用金属 16
- **2-2**　症例1　多量・多種類の金属 16
- **2-3**　症例2　見つかりにくいインレー下のアマルガム 18

CHAPTER 3　「全身性接触皮膚炎」である歯科金属アレルギー
- **3-1**　遠隔の皮膚で症状が現れる 22
- **lecture 1**　歯科金属アレルギーの診断と治療への注意点 24

CHAPTER 4　歯科金属アレルギーで引き起こされる疾患・症状
- **4-1**　アトピー性皮膚炎 28
- **4-2**　掌蹠膿疱症 29
- **4-3**　湿疹 31
- **4-4**　乾癬 32
- **4-5**　にきび 34
- **4-6**　口腔扁平苔癬 35
- **lecture 2**　もっとくわしく！　乾癬 37

PART 2　歯科金属アレルギーの治療のフロー

CHAPTER 5　歯科金属アレルギー治療のフロー

5-1	歯科金属アレルギー治療のフロー	42
5-2	歯科金属アレルギー確定過程①　問診	43
5-3	歯科金属アレルギー確定過程②　アレルギー検査	46
5-4	使用可能材料の検索過程	49
5-5	典型的な歯科金属アレルギー治療のフロー	53
5-6	歯科衛生士の役割	56
lecture 3	もっとくわしく！　実は大事な歯科衛生士の役割	57
lecture 4	ジルコニアインプラント	60

CHAPTER 6　被疑原因金属除去後に起こる症状の一時的な悪化の意味

6-1	被疑原因金属を除去すると，症状が一時的に悪化	64
6-2	アトピー性皮膚炎	64
6-3	掌蹠膿疱症	66
6-4	湿疹	67
6-5	乾癬	68
6-6	にきび	70
6-7	口腔扁平苔癬	71
6-8	脱毛	72

CHAPTER 7　被疑原因金属を除去したのに，なかなか症状が改善しないのはなぜ？

7-1	症状が改善しないのには，どんな理由があるのか？	76
7-2	理由①　ピアス	76
7-3	理由②　仕事場の金属粉	77
7-4	理由③　石塑粘土	79
7-5	理由④　日焼け止め	81
7-6	理由⑤　ダニ	82
7-7	理由⑥　病巣感染	84
7-8	理由⑦　ステロイドの長期使用	85
7-9	summary	86

目次

PART 3　さまざまな歯科金属アレルギーの症例

CHAPTER 8　知っておきたい歯科金属（材料）アレルギー

- **8-1**　さまざまな歯科材料でアレルギーは起こる　　88
- **8-2**　テンポラリークラウンによるアレルギー　　88
- **8-3**　化学物質過敏症　　91
- **8-4**　ストレスが増悪原因　　93
- **8-5**　チタン修復・補綴処置による感作とアレルギー反応　　96
- **8-6**　インプラントによるアレルギー　　100
- **lecture 5**　チタンインプラントによるアレルギー　　102
- **lecture 6**　歯科金属アレルギー対応の歯科修復材料──プレスセラミックス，ジルコニアなど　　107

さくいん　　113

各章の執筆者

CHAPTER 1～8　高　永和，高　理恵子

推薦のことば　矢谷博文

lecture 1　歯科金属アレルギーの診断と治療への注意点　魚島勝美

lecture 2　もっとくわしく！　乾癬　島津恒敏

lecture 3　もっとくわしく！　実は大事な歯科衛生士の役割　荒島由枝

lecture 4　ジルコニアインプラント　中野　環

8-5　チタン修復・補綴処置による感作とアレルギー反応　峯　篤史

lecture 5　チタンインプラントによるアレルギー　江草　宏

lecture 6　歯科金属アレルギー対応の歯科修復材料　樋口鎮央

編者・著者一覧

編著

高　永和　（大阪府・高歯科医院・歯科医師）
高　理恵子　（大阪府・高歯科医院・歯科医師）

著（50音順）

荒島由枝　（大阪府・高歯科医院・歯科衛生士）
魚島勝美　（新潟大学大学院医歯学総合研究科生体歯科補綴学分野，新潟大学医歯学総合病院冠・ブリッジ診療科金属アレルギー外来・歯科医師）
江草　宏　（東北大学大学院歯学研究科分子・再生歯科補綴学分野・歯科医師）
島津恒敏　（京都府・島津医院アレルギー科・医師）
中野　環　（大阪大学大学院歯学研究科クラウンブリッジ補綴学分野・歯科医師）
樋口鎮央　（和田精密歯研株式会社・歯科技工士）
峯　篤史　（大阪大学大学院歯学研究科クラウンブリッジ補綴学分野・歯科医師）

本書での歯科用金属の表記

表 本書で紹介される歯科用金属と，それが含有されていることが多い修復物・補綴物（アルファベット順）．

本文中での表記	金属名	含有されていることが多い修復物・補綴物など
Ag	銀	金銀パラジウム合金（インレー，クラウン，ブリッジ，金属床，クラスプ） 金合金（ 〃 ） 白金加金（ 〃 ） 銀合金（インレー，クラウン，ブリッジ）
Au	金	金銀パラジウム合金（インレー，クラウン，ブリッジ，金属床，クラスプ） 金合金（ 〃 ） 白金加金（ 〃 ）
Co	コバルト	コバルトクロム合金（金属床，矯正装置）
Cr	クロム	コバルトクロム合金（金属床，矯正装置） ニッケルクロム合金（インレー，クラウン，ブリッジ，金属床，矯正装置）
Cu	銅	金銀パラジウム合金の微量添加元素 ニッケルクロム合金の 〃 金合金の 〃 白金加金の 〃
Hg	水銀	アマルガム
In	インジウム	金銀パラジウム合金の微量添加元素 銀合金の 〃
Mn	マンガン	コバルトクロム合金の微量添加元素
Ni	ニッケル	ニッケルクロム合金（インレー，クラウン，ブリッジ，金属床，矯正装置）
Pd	パラジウム	金銀パラジウム合金（インレー，クラウン，ブリッジ，金属床，クラスプ） 金合金（ 〃 ） 白金加金（ 〃 ）
Pt	白金	白金加金（インレー，クラウン，ブリッジ，金属床，クラスプ）
Sn	スズ	金銀パラジウム合金の微量添加元素 銀合金の 〃
Ti	チタン	純チタン（インレー，クラウン，ブリッジ，金属床，矯正装置，インプラント） チタン合金（ 〃 ）
Zn	亜鉛	金銀パラジウム合金の微量添加元素 銀合金の 〃 金合金の 〃 白金加金の 〃

CHAPTER 1
歯科金属アレルギーの臨床像

1-1 「金属アレルギー」と「歯科金属アレルギー」は違う？

　一般的に金属アレルギーといえば，ピアス・眼鏡フレーム・ベルトのバックルなどの金属に触れている部分が，赤く腫れたり，かゆくなったりすることを思い浮かべるだろう（**図1**）．これらは，「アレルギー性接触皮膚炎」として，Ⅳ型（遅延型）アレルギーに分類される．このようなアレルギーでは，原因となる金属が直接接触している皮膚に発症することが多いので，その原因を見つけることは比較的容易である．

　それでは，歯科金属アレルギーといえば，どうだろうか？　一般的な金属アレルギーと同様に，原因となる金属が直接接触している，口腔内の粘膜などに発症するのだろうか？

　そこでわれわれは，936名の歯科金属アレルギー患者を対象として，歯科金属アレルギーの臨床像（性別・年齢・疾患名）について調査・分析を行った．対象と方法に関しては，**表1**に示す．

表1 対象と方法．

対象	1991年12月〜2006年9月に高歯科医院・大阪大学歯学部歯科補綴学第一講座に，専門医より歯科金属アレルギーを疑い紹介された患者1372名（男性：415，女性：957）のうち，歯科金属アレルギー患者と判定された936名（男性257名，女性679名）を対象とした．
検討内容	対象患者の男女比・年齢分布・紹介診断名を調査・分析した．
歯科金属アレルギー患者の判定条件	①当院受診前に医師による治療を1か月以上うけても，症状が改善しない．②パッチテスト（11ページ参照）and / orリンパ球幼若化試験（11ページ参照）で陽性を示した金属を除去した後，症状の改善が認められた．③症状の改善が，ステロイドや免疫抑制剤を使用することなく1年以上継続している．→　この①②③すべて満たすものを歯科金属アレルギー患者と判定した．

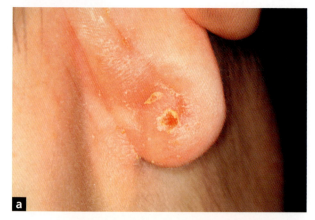

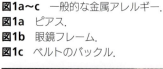

図1a〜c　一般的な金属アレルギー．
図1a　ピアス．
図1b　眼鏡フレーム．
図1c　ベルトのバックル．

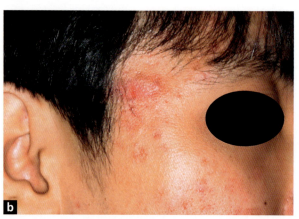

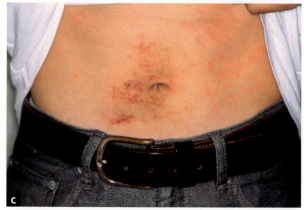

1-2 歯科金属アレルギーの判定

さて，この研究では，対象患者が歯科金属アレルギーであるかどうかの精度が非常に重要となるので，研究の結果の説明の前に，その判定条件について説明する．

①当院受診前に医師による治療を1か月以上うけても症状が改善しない

後述するが，歯科金属アレルギーによる症状は，口腔内の金属が接触している部位に現れるとは限らない．むしろ，口腔領域から離れた遠隔の皮膚に現れることが多い．よって，まず患者は歯科ではなく，その症状に対する医院を受診することになる．アトピー性皮膚炎診療ガイドライン2012[2]では，専門医に紹介するタイミングとして，「ガイドラインにしたがって1か月程度治療しても皮疹の改善が得られない場合」と記載されている．そのことを参考にし，医師による適切な治療を1か月以上受けても，症状が改善しない場合には，より専門的な対応が必要であり，その1つとして，歯科金属アレルギーを疑うことができる．

②パッチテスト and/or リンパ球幼若化試験で陽性を示した金属を除去した後，症状の改善が認められた

パッチテスト(PT)とは，原因として疑われる物質を皮膚に少量塗布または貼布して，皮膚炎を起こさせることで，アレルギー性接触皮膚炎の原因物質を検出する検査法である．金属アレルギーの検査方法としては，もっとも一般的な方法である．一方，リンパ球幼若化試験(LST)は，in vitro で患者のリンパ球に金属イオンを加えて刺激し，チミジン(H^3 thymidin)の取り込みを見て，その幼若化の程度により原因を判定しようとする試験である．パッチテスト and / or リンパ球幼若化試験が陽性であることは，その金属に感作されていることを示す（これらのテストについては，「CHAPTER 5 歯科金属アレルギー治療のフロー」で詳しく述べる）．しかし，感作を示す金属は，発症している難治性疾患の原因である可能性が強く疑われるが，まだ確定したわけではない．感作した金属を除去した後に症状が改善して初めて，歯科金属アレルギーが確定することになる．

③症状の改善が，ステロイドや免疫抑制剤を使用することなく1年以上継続している

ステロイドや免疫抑制剤は，強い抗炎症・抗アレルギー作用を示す．よって，それら薬剤を使用せずに，1年以上にわたる症状の改善が確認されれば，原因金属除去による症状改善であることを強く裏づけることになる．

このように，ここに示した「歯科金属アレルギー患者の判定条件」①②③をすべて満たすことは，対象患者936名が高い精度で歯科金属アレルギーである，ということを示している．それゆえ，今回の分析結果は，歯科金属アレルギーの臨床像を正確に表していると考えられる．

1-3 歯科金属アレルギーの臨床像

ここから，歯科金属アレルギーの臨床像（性別・年齢・疾患名）の分析結果について説明する．

性別・年齢分布

まず，歯科金属アレルギー患者の性別・年齢分布の結果を図2に示す．年齢別では，男女とも20～29歳がもっとも多く，つぎに30～39歳の順であった．20～29歳と30～39歳を合わせると全体の66.3％（男性70.0％，女性64.9％）となった．年齢分布は4～80歳で，平均年齢は33歳（男性31歳，女性34歳）であった．性別は全体で，女性が男性の2.6倍以上となった．また，各年齢層すべてにおいても男性より女性のほうが多く，とくに50～59歳では女性が男性の4倍以上と，最大の差となった．

疾患名のうちわけ

つぎに，歯科金属アレルギーにより引き起こされる疾患名の内訳を，図3に示す．疾患数は，アトピー性皮膚炎が67.5％と圧倒的に多く，次いで掌蹠膿疱症9.4％，湿疹8.5％の順となった．一方，口腔内違和感・口内炎および口腔扁平苔癬を合わせた口腔領域の症状をみると，全体では全疾患中2.1％（男性0.4％，女性2.8％）ときわめて少ないことがわかった．つまり，歯科金属アレルギーは，口腔内の金属が原因であるにもかかわらず，その症状は口腔内にほとんど発症せず，口腔内から遠隔の皮膚に発症することが極めて多いということを示している．

ただし，50歳以上の女性に限定すると，口腔領域の症状の割合は急激に増加し，50歳代では9.8％（図4），60歳代以上では13.2％となり（図5），50歳以上の女性に限っては，口腔内に発症することに留意する必要がある．

性別・年齢分布

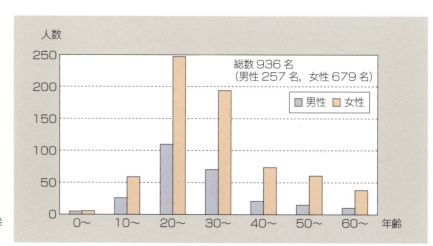

図2 歯科金属アレルギー患者の性別・年齢の分布．

CHAPTER 1 歯科金属アレルギーの臨床像

歯科金属アレルギーにより引き起こされる疾患名のうちわけ

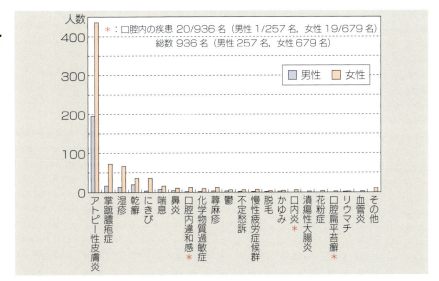

図3 歯科金属アレルギーによる疾患名（4〜80歳）.

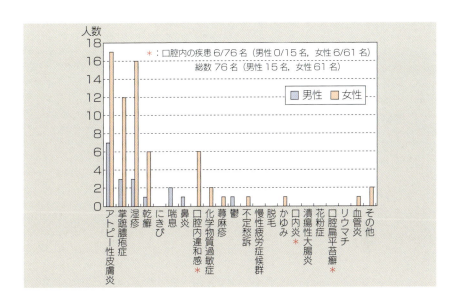

図4 歯科金属アレルギーによる疾患名（50〜59歳）.

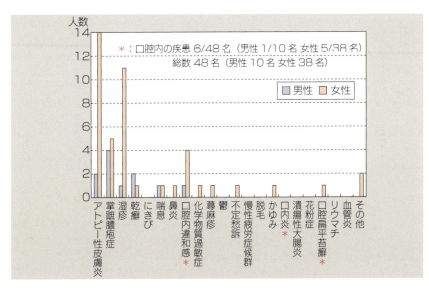

図5 歯科金属アレルギーによる疾患名（60〜80歳）.

参考文献

1. 髙永和．歯科金属アレルギーを考える．the Quintessence 2011；30(11)：139-151．

2. 日本アレルギー学会 アトピー性皮膚炎ガイドライン専門部会．片山一朗，河野陽一監修．アトピー性皮膚炎診療ガイドライン2012．東京：協和企画，2012．

CHAPTER 2
口腔内の金属は腐食しやすい

2-1 口腔内の環境と歯科用金属

金属は腐食する．金属の腐食は，酸化還元反応により表面の金属分子から最外殻にある電子が離脱して金属分子が金属イオンとなり，金属面から脱落していくことで進行する．

水分と酸の存在は，金属腐食のプロセスを加速させる．異種金属が接触している部位では，ガルバニー電流が生じ，腐食が加速する．通常金属表面は，酸化物バリア層を形成して防腐食性をもつ．しかし，その酸化物バリア層が破壊されると，腐食面は金属内部に陥入する．これらのことは，すべて口腔内環境で起こりうることである（**表1**）．つまり，口腔内の環境は，金属を非常に腐食させやすいのである．

金属アレルギーの発症機序を考えるときには，「金属はアレルギーを起こさないが，金属イオンはアレルギーを起こす」ということを理解する必要がある．人体と接触している金属イオンは，人体のタンパク質と結合する．タンパク質と結合した金属イオンは，人体にとって，non-self（非自己）のタンパク質と認識される．人体は，ときとして non-self のタンパク質を異物とみなし，拒絶反応を起こすことがある[1]．つまり，金属は，腐食して金属イオンになることによって，アレルギーを起こすようになる．

表1 口腔内における金属の腐食状況．

- プラークや電解質溶液（唾液）などと，つねに接触する．
- 有機酸などの金属を腐食する物質が存在する．
- 飲食物の摂取によって pH も温度も変化する．
- 金属修復物は隣接する歯間部で隙間腐食を起こす．
- 異種金属の接触によるガルバニー腐食が起こる．
- 咬合力による応力腐食が起こる．
- 歯ブラシなどによる擦過腐食が起こる．

2-2 症例1　多量・多種類の金属

図1a～dは，歯科金属アレルギーによるアトピー性皮膚炎を疑って来院された61歳女性の初診時の口腔内である．歯科金属アレルギーの場合，口腔内に露出している金属だけではなく，コアのような内部にある金属もアレルギーの原因となる．**図1e**は，この患者から除去した口腔内金属である．1人の患者の口腔内から除去された金属であるが，あらためてその量と種類の多さに驚かされる．通常の歯科治療は，疼痛や病巣の除去のみで治療は終わらず，失われた形態と機能を修復するための補綴処置が必要となる．その補綴処置には，一般的に約20種の金属（Au, Ag, Pd, Zn, Sn, Hg, Ni, In, Co, Ti など）のなかからつねに数種類が合金として用いられる．

CHAPTER 2　口腔内の金属は腐食しやすい

症例1　多量・多種類の金属が入っていたケース

患者　61歳，女性／**症状**　アトピー性皮膚炎．

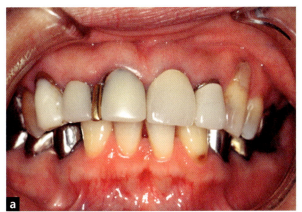

図1a　初診時の正面観．

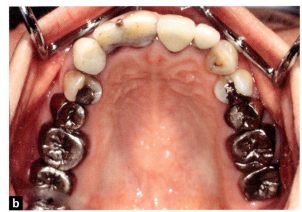

図1b　初診時の上顎咬合面観．

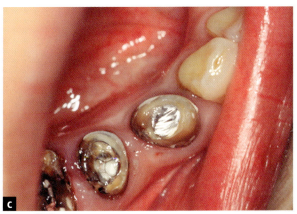

図1c　5̄4̄|部にはメタルコアが認められる．

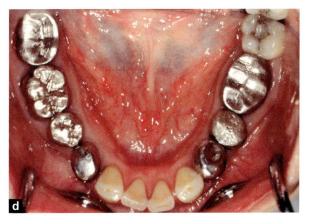

図1d　初診時の下顎咬合面観．

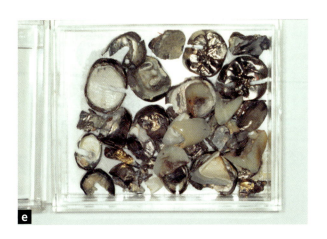

図1e　患者から除去した口腔内の金属．

PART 1 歯科金属アレルギーとは何か？

2-3 症例2　見つかりにくいインレー下のアマルガム

患者　30歳，女性
主訴　アトピー性皮膚炎
現病歴
　20歳のとき，アトピー性皮膚炎を発症し，某医科大学でステロイド外用を開始した．28歳のときに，症状が改善しないため，ステロイド外用を中止した．29歳のとき，近くの歯科医院で，口腔内のアマルガムを金合金インレーに換えたところ，アトピー性皮膚炎が急激に悪化した．30歳になって，アレルギー専門医に転医し，アレルギー検査を行った．その結果，歯科金属アレルギーが疑われたため，当院を紹介された．(**図2e, f**)．

処置
　パッチテスト(PT)でHg，Ni，Auに陽性，リンパ球幼若化試験(LST)でNi，Au，Pdが陽性となり，Au，Pdを含む原因と疑われる口腔内金属(**図2a, b**)を除去した．金属除去6か月後に症状の改善を認めた(**図2g, h**)．その後，「クリアフィルAP-X」(クラレノリタケデンタル)を1か所に一定期間口腔内に充填し，症状が悪化しないことを確認した後，他の部位にも使用した(**図2c, d**)．

注目点
　7̅6̅ 金合金インレーを除去したところ，アマルガムが残存していた(**図2i**)．視診およびエックス線写真では，インレー除去前に，その下にあるアマルガムは確認でき

症例2　インレー下のアマルガムを発見したケース

患者　30歳．女性／**症状**　アトピー性皮膚炎．

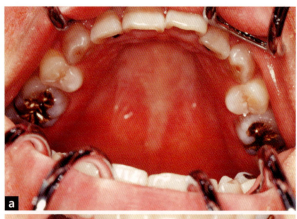

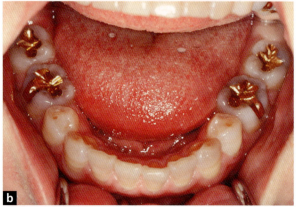

図2a, b　初診時の口腔内．

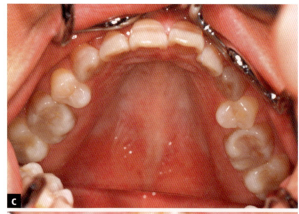

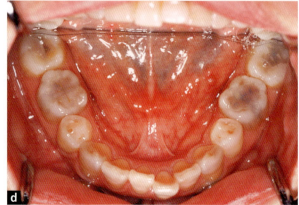

図2c, d　「クリアフィルAP-X」(クラレノリタケデンタル)を充填．

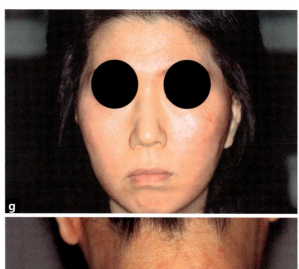

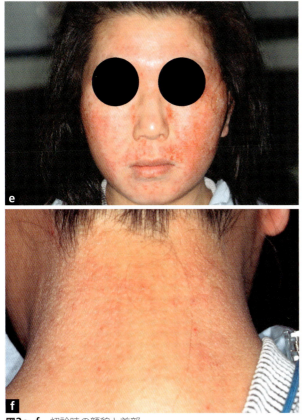

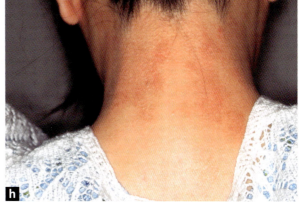

図2e, f 初診時の顔貌と首部.

図2g, h 金属除去6か月後，症状が改善した．

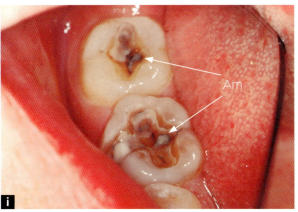

図2i 7 6|の金合金インレーを除去した後，アマルガムを確認．

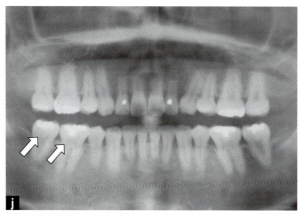

図2j 金合金インレー直下にあるアマルガムは，エックス線写真では確認できない．

なかった(**図2j**).患者はインレー装着直後に,急激な症状の悪化を訴えていた.もしかすると,取り残したアマルガムの上に金合金インレーを装着したため,ガルバニー電流が生じ,卑金属のHgの腐食が進み,症状の急激な悪化を招いたのかもしれない.

もし,この症例で検査結果がHgのみ陽性であったなら,Hgを含まないインレーを除去する理由がなかった.すると,インレー下にあったアマルガムを見つけることができずに,症状は改善しなかったかもしれない.

参考文献
1. Nakayama H. New aspects of metal allergy. Acta Dermatovenerologica Croatica 2002;10:207-219.

CHAPTER 3

「全身性接触皮膚炎」である歯科金属アレルギー

歯科金属アレルギーは，口腔内で使用されている金属が原因のアレルギーである．ところが，その症状は，金属が直接接触している口腔内ではなく，そこから離れた遠隔の皮膚に現れることが圧倒的に多い．なぜだろうか？

3-1 遠隔の皮膚で症状が現れる

Fisher[1]は，接触感作が成立した個体で，非経皮的（経口，経気道的）に摂取されたアレルゲンが，血流により全身に広がり，到達した遠隔の皮膚でアレルギー反応を起こすことを，「全身性接触皮膚炎」と名づけた．

足立ら[2]は，接触感作の有無にかかわらず，全身的に摂取された金属によりアレルギーを起こす症例を，「全身型金属アレルギー」とよぶことを提唱した．

中山ら[3]は，歯科金属アレルギーにより，さまざまな形態の皮膚病変が惹起されることを「歯科金属疹」とよんだ．筆者らも，口腔内の金属が，難治性のアトピー性皮膚炎の原因になっていることを報告した[4,5]．

また，Fleischmann[6]の世界最初の「歯科金属アレルギー」の報告も，口腔内アマルガム中の水銀による口内炎と肛門周囲炎の症例についてであった．

さらに，Veien[7]らは，歯科金属アレルギーについて，口腔内金属がイオンとして溶出し，口腔粘膜や消化管より体内に吸収され，口腔領域だけではなく他の遠隔領域にまでさまざまな皮膚病変が惹起されることを報告した．

口腔粘膜や腸管などから体内に吸収される微量金属は，ほとんどが糞便中に排泄されるが，一部は汗・尿・乳汁中に排泄される[8]ことも知られている．

これらのことより，歯科金属アレルギーは，口腔内の金属が口腔粘膜や消化管から吸収された後，血行性に全身に運ばれ，到達した部位で汗などを介して炎症反応を起こす「全身性接触皮膚炎」（図1）と捉えることができる．

参考文献

1. Fisher AA. Contact Dermatitis. Philaderphia : Lea and Febiger, 1995 ; 114-129.
2. 足立厚子，堀川達弥．全身型金属アレルギー：食事制限の有効性について．臨皮 1992 ; 46 : 883-889.
3. 中山秀夫，村田真道，森戸百子．歯科金属による感作の可能性について．歯界展望 1974 ; 43 : 382-389.
4. 高永和，高理恵子，島津恒敏，丸山剛郎．アトピー性皮膚炎における歯科金属除去による臨床症状の変化に関する研究．補綴誌 2000 ; 44 : 658-662.
5. 島津恒敏，高永和．アトピー性皮膚炎と歯科金属・レジンアレルギー：抗原特異的リンパ球幼若化反応による検討．皮膚 2000 ; 42 : 22-30.
6. Fleischmann P. Zur frage der gefahrlichkeit kleinster Quecksilbermengen. Dtsch Med Wochenschr 1928 ; 54 : 304.
7. Veien NK, Hattel T, Justesen O, Norholm A. Oral challenge with metal Salts(I)Vesicular patch -test -negative hand eczema. Contact Dermatitis 1983 ; 9 : 402-406.
8. 米国研究協議会・編．環境汚染物質の生体への影響3 ニッケル．東京：東京化学同人，1977 : 1.

歯科金属アレルギーは全身性接触皮膚炎

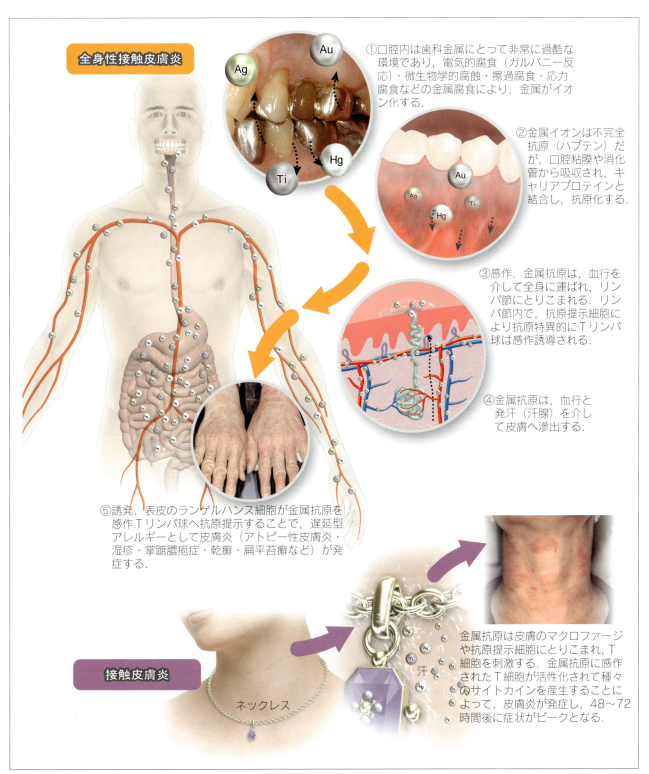

図1　全身性接触皮膚炎と接触皮膚炎．

lecture 1　歯科金属アレルギーの診断と治療への注意点

魚島勝美
新潟大学大学院医歯学総合研究科生体歯科補綴学分野
新潟大学医歯学総合病院冠・ブリッジ診療科金属アレルギー外来

歯科金属アレルギーと疑われるというが……

　1920年代にはすでに歯科金属アレルギーの存在が提唱されていたにもかかわらず，本疾患の重要性はほとんど注目されていなかった．本邦でも1970年代には歯科に用いる金属がさまざまな疾患の原因となり得ることが提唱されていたにもかかわらず，本格的に注目され始めたのは1990年代に全国の大学病院で調査が行われてからである．しかしながら，歯科治療に使用されている有機材料も含めたさまざまな材料によるアレルギーに関する実態調査は依然として行われておらず，日本全国の歯科医師がアレルギーに関する正しい知識と認識をもって実態を解明し，対応することが望まれる．

　近年では歯科金属アレルギーの存在が広く知られたため，多くの患者がこれを疑われて大学病院に紹介される．しかしなかには，皮膚科の診断を得ることなく，単に口腔内の違和感や，他に明らかな原因があると思われる疾患を理由として受診される方もいる．とくに問題となるのは，皮膚科的な対応が必要となる疾患を，患者が歯科金属アレルギーの可能性に言及したという理由だけで金属アレルギー外来に紹介される場合や，いわゆる不定愁訴への対応として「とりあえずアレルギーの検査を」と言って紹介される場合などである．本書で前述しているように，**歯科金属アレルギーはその多くが「全身性接触皮膚炎」であって，口腔内の金属が存在する部位に限局する「アレルギー性接触皮膚炎」の頻度は決して高くない**ことは覚えておきたい．

　本書では歯科金属アレルギーの実際をわかりやすく解説しているが，ここではその診断と治療に関する注意点を中心に解説したい．

発症頻度は高くはない

　各大学や診療所の調査によれば，歯科金属アレルギーは現実に存在していることが示されている．しかしここで注意すべきは，歯科金属アレルギーの発症頻度は決して高くないということである．全身性接触皮膚炎の原因となるいわゆるアレルゲンには，この世に存在するあらゆる物質が考えられる．口腔内に限局する病変であったとしても，必ずしも口腔内の金属が原因であるわけではなく，他の全身性疾患による病態の1つである可能性も考えなければならない．

　もちろん，アレルギーの疑いがある患者を大学病院歯科やこの方面に造詣の深い歯科医師に紹介することをためらう必要はないのだが，その前に必要最低限の知識は必要である．患者が原因のわからない口腔内の疾患や皮膚の病変を訴えたときに必要なことは，その原因として「金属アレルギー**が**ある」と考えるのではなく，他の多くの可能性とともに「金属アレルギー**も**ある」と考えて診断にあたるべきである．CHAPTER 7，8でも触れられているが，日常生活での金属への被曝と病態との関連があれば，金属アレルギーを疑うのが当然である．ピアスをはじめとする装飾品や腕時計によって皮膚がかぶれることから金属アレルギーを疑うことは多い．しかし，このような症状があって口腔内に金属があるからといって，そのすべてを歯科金属アレルギーに結びつけることは妥当ではない．あくまでも診断の1つの根拠になり得る現象に過ぎないのである．

パッチテストに為害性がある

　パッチテストの信頼性，すなわち感度と特異度に関しては諸説あるが，文献的には7〜80%程度とされており[1]，アレルゲン検索のための検査方法としてはもっ

も信頼性が高いとされている．しかし，試薬の種類，つまり検索対象アレルゲンの種類によってその信頼性は異なると考えられるので，注意が必要である．

また，パッチテストに使用する金属試薬の濃度は0.05％～5％とされ，われわれが日常生活で被曝する可能性がほとんどないほど高いことを知っておく必要がある．このことはつまり，パッチテスト実施により新たな感作が惹起される可能性を示唆するものである．パッチテストの実施は患者にとっても負担になることから，本当に必要な検査として実施することは当然ながら，「なんとなく実施」する検査ではないことを知っておくべきである．

アレルギーの原因となる金属

①金などの貴金属

一般には金やプラチナなどのいわゆる貴金属は，アレルギーの原因となりにくいというイメージがあるが，歯科金属アレルギーの原因金属として特定される金属には，これらが一定の頻度で提示されることが多い．

②チタン

一方，チタンはアレルギーの原因とならない金属として認識されていることが多いが，チタンアレルギーを疑う症例がないわけではない．多くの調査結果では，歯科で多用される亜鉛・パラジウム・金・銅などはアレルギーの原因金属として頻度高く指摘されている．このことから，われわれ人類がその金属に被曝されてきた歴史，すなわち，日常または歯科での使用を開始してからの期間が長くなると，アレルゲンとなる可能性が高まるということも考えられる．そのように考えると，いまだチタンアレルギーは，その使用の歴史が浅いがゆえに発症が少ないに過ぎず，将来的には高頻度に原因金属となりうる可能性があるといえる．一般にチタンは表面が即時に不動態被膜を形成し，イオン化しにくいため，アレルゲン（分子量が小さいため，単独ではアレルゲンとならず，正確にはハプテンとよばれる）にならないとされている．しかし，たとえばデンタルインプラントのように，チタンが生体内に埋植される場合には，そこでいかなるメカニズムが作用しているかがわかっておらず，なんらかの形でアレルゲンとなり得る可能性は考えておかなければならない．

③水銀

歯科金属アレルギーの原因金属に関する科学的にエビデンスレベルの高い根拠は，あまり提示されていない．唯一エビデンスとよべる根拠が示されているのは水銀である．歯科用アマルガムの使用によって周辺粘膜に発症する口腔扁平苔癬の原因が水銀である可能性は，高いとされている．

発症の原因とメカニズム

にきびや湿疹の原因としてニッケルを多く含むチョコレートなどの食品がアレルギーを引き起こすことはよく知られている．また，現在でも掌蹠膿疱症の治療の第一選択は扁桃腺摘出術であることからもわかるように，体のなかの慢性炎症の存在がこれら疾患の原因となっていることもある．すなわち，**歯科金属を原因とするアレルギー疾患があったとしても，それが多因子によって引き起こされている疾患である可能性を考えなければならない**ということである．

金属アレルギーの発症に関しては，上皮を通り抜けた金属イオンが何らかのタンパク質と結合して抗原提示が行われることによって，その感作が成立することはおよそ合意されているが，惹起の過程についてはほとんど解明されていない．つまり，**体内に存在する金属，食品として摂取する金属，接触する金属など，あらゆる可能性を否定せず，かつ感染や他疾患の存在にも配慮する必要がある**ということである．もちろん，金属アレルギーが多因子による疾患であっても，金属の除去だけで症状が寛解することもあるので混乱しないようにしたい．

最初に皮膚科との連携が必要

皮膚科ではさまざまな診療ガイドラインが作成されている[2]．われわれ歯科医師にとって，歯科金属アレルギーが対応に苦慮する疾患であるように，皮膚科医にとっても原因がよくわからない疾患に対する診断と治療は困難である．皮膚疾患にはあらゆる症状があり，われわれ門

外漢にはその診断は極めて困難である．**患者が歯科金属アレルギーを原因とする可能性がある皮膚疾患をもつ場合，最初になすべきことは皮膚科での診断を得ること**である．現在では歯科金属アレルギーを理解する皮膚科医が増え，歯科と連携して治療にあたることに躊躇することは少なくなっているように思われる．今後は歯科と皮膚科が連携を強めて，歯科金属アレルギーの診断と治療をよりよいものにしていく努力が必要である．

おわりに

残念ながら歯科金属アレルギーの原因とメカニズムが明らかとなっていない現状では，実際の患者に対する対応を積み重ね，いわゆる疫学的な手法によって真実を推定する以外に，患者を適切に治療する方法を見出す道がない．今後の基礎研究の成果を待つ間，アレルギー疾患に苦しむ患者に少しでもよい医療を提供するために，われわれは多くの可能性を考えざるを得ない．現時点で明確にいえるのは，**「歯科金属アレルギーによって発症・増悪する疾患が存在する」**ことと，**「歯科金属の除去によって軽快する疾患がある」**ということだけである．このことを念頭に，できるだけ多くの歯科医師に適切な診断と治療についての理解を深めていただきたい．

参考文献

1. Bourke J, Coulson I, English J. Guidelines for care of contact dermatitis. Brit J Dermatol 2001；145：877-885．
2. 接触皮膚炎診療ガイドライン．日皮会誌 2009；119(9)：1757-1793．

CHAPTER 4
歯科金属アレルギーで引き起こされる疾患・症状

4-1 アトピー性皮膚炎

歯科金属アレルギーでひき起こされる疾患・症状には，どのようなものがあるのだろうか？ 代表的な6例をこれから共覧したい．

アトピー性皮膚炎とは，表皮バリアー機能異常などの遺伝的素因を背景として，多彩な非特異的刺激反応および特異的アレルギー反応が関与して生じる，慢性に経過する炎症と瘙痒をその病態とする，湿疹・皮膚炎群の一疾患である．

患者 35歳，女性
現病歴
7歳のときにアトピー性皮膚炎を発症し，12歳までステロイド外用で症状は良好であった．34歳になって第一子を出産した後に，アトピー性皮膚炎が再発した．皮膚科で，ステロイド，プロトピックの使用および漢方治療を始めるも，症状は改善しなかった．その後，アレルギー専門医に転医し，アレルギー検査の結果，歯科金属アレルギーが疑われたため，当院を受診した（**図2a～c**）．

処置
パッチテスト（PT）でAu，Pd陽性，リンパ球幼若化試験（LST）でPd陽性となり，Au，Pdを含む原因と疑われる口腔内の金属（**図1a, b**）を除去した．口腔内の金属を除去後，ステロイドおよびプロトピックを中止したが，症状の急激な悪化はなかった（**図2d～f**）．金属除去6か月後に，症状の改善が認められた（**図2g～i**）．修復処置には，歯科接着用レジンセメント「パナビアF2.0」，硬質レジン「エステニア」（ともにクラレノリタケデンタル）を一定期間口腔内に仮着し，症状が悪化しないことを確認した後に使用した（**図1c, d**）．

注目点
妊娠は，「胎児という非自己の移植である」という免疫学的側面を有し，母体の免疫応答はTh（ヘルパーT細胞）2側に傾くともいわれている[1]．妊娠中の患者の症状が，良くなったり悪くなったりすることはよくある．

アトピー性皮膚炎

患者 35歳，女性

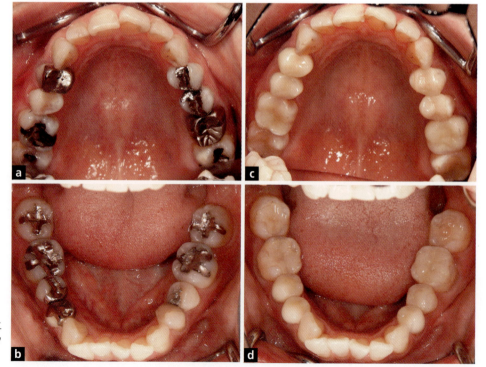

図1a, b 初診時．
図1c, d 「パナビア」「エステニア」（ともにクラレノリタケデンタル）にて修復．

CHAPTER 4 歯科金属アレルギーで引き起こされる疾患・症状

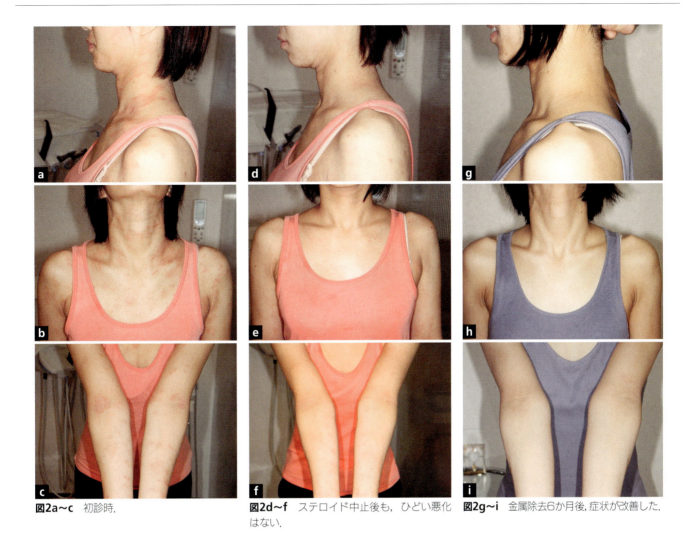

図2a～c 初診時.
図2d～f ステロイド中止後も，ひどい悪化はない．
図2g～i 金属除去6か月後，症状が改善した．

4-2 掌蹠膿疱症

　掌蹠膿疱症は，膿疱が手のひら（手掌）や足の裏（足蹠）に数多くみられる病気で，周期的によくなったり，悪くなったりを繰り返す．ときに，足と手のほかにスネや膝にも皮疹が出ることがある．また，鎖骨や胸の中央（胸鎖肋関節症）やその他の関節が痛くなることもある．

患　者　53歳，男性
現病歴
　33歳のとき掌蹠膿疱症を発症するも，ステロイド外用で症状は軽減していた．ところが53歳のときに，歯科医院で下顎右側臼歯部に金属製のブリッジを装着してから，症状が悪化し，ステロイドを使用するも改善しなかった．そのため，担当の歯科医師が歯科金属アレルギーを疑い，当院を紹介した（**図4a, b**）．

処　置
　患者はリンパ球幼若化試験を希望せず，また7月の汗をかく時期であったため，パッチテストの実施も困難であった．患者は，ゴルフ革手袋で症状が悪化すると訴えており，クロムなどの金属アレルギーがあることを疑った．また，歯科で金属製ブリッジを装着してから症状が悪化したこともあり，口腔内の金属（**図3a, b**）を原因と疑い，処置を開始した．口腔内金属除去後，ステロイドを中止したが，症状の急激な悪化はなかった（**図4c, d**）．金属除去8か月後に，症状の改善が認められた（**図4e, f**）．

PART 1 歯科金属アレルギーとは何か？

掌蹠膿疱症

53歳，男性

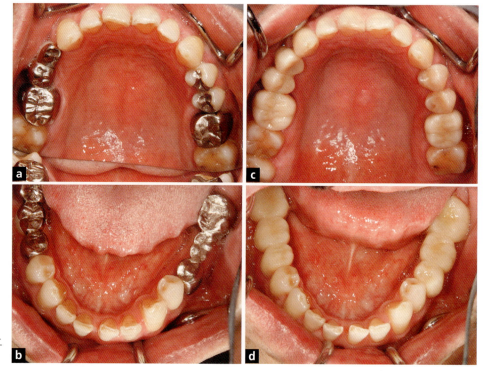

図3a, b 初診時.
図3c, d 「パナビア」「エステニア」にて修復.

修復処置には，「パナビア」「エステニア」を一定期間口腔内に仮着し，症状が悪化しないことを確認した後に使用した（**図3c, d**）.

注目点
　口腔内に金属製修復物を装着してから，症状が悪化した場合には，患者および術者とも，歯科金属アレルギーを疑うことは比較的容易である．さらに，革手袋で症状が悪化することは，それらに含まれているCr（クロム）にアレルギー反応を起こしている可能性があり，歯科金属アレルギーを疑わせる理由になる．

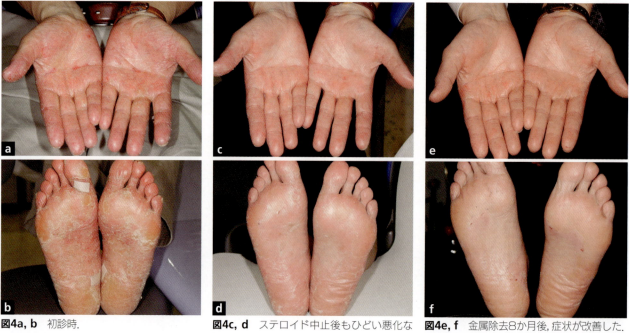

図4a, b 初診時.
図4c, d ステロイド中止後もひどい悪化なし．
図4e, f 金属除去8か月後，症状が改善した．

4-3 湿疹

湿疹は，皮膚に起こる炎症のことで，皮膚炎ともいう．特徴としては「外見上，多様性に富む固疹が，時間的にも状態的にもみられる」「病理学的にリンパ球などの炎症細胞浸潤がみられる」などがあげられるが，統一した定義をつけることが困難な概念である．

患　者　58歳，女性
現病歴　55歳のとき，下肢に皮膚炎が発症し，ステロイド外用を開始した．58歳になって，自転車店経営を始め，仕事中にシンナーを吸引してから，頸部と顔面に皮膚炎が拡大した．そのため，ステロイドの外用に加えて内服も始めたが，症状は改善しなかった．その後，アレルギー専門医に転医し，そこでアレルギー検査の結果，歯科金属アレルギーが疑われたため，当院を受診した（**図6a~c**）．

処　置
パッチテストでPd陽性，リンパ球幼若化試験でHg，Ni，Pt陽性となり，Hg，Pdを含む原因と疑われる口腔内金属（**図5a, b**）を除去した．口腔内金属除去後，ステロイドを中止したが症状の急激な悪化はなかった（**図6d~f**）．金属除去15か月後に，症状の改善が認められた（**図6g~i**）．修復処置には，セルフアドヒーシブルーティングセメント「Gルーティング」（ジーシー），「エステニア」を一定期間口腔内に仮着し，症状が悪化しないことを確認した後で使用した（**図5c, d**）．

注目点
頸部と顔面の皮膚炎は，金属除去4か月後にいったん軽減した．ところが，その後，ヘルペスで症状が悪化し，主訴とは違う皮膚炎が発症するなど症状が不安定であった．その結果，症状が安定して改善するまで15か月を要した．このように，ステロイド長期使用の既往があると，ヘルペスなどに感染しやすく，安定して症状が改善するまで，長期間を要することが多い．

湿疹

患者　58歳，女性

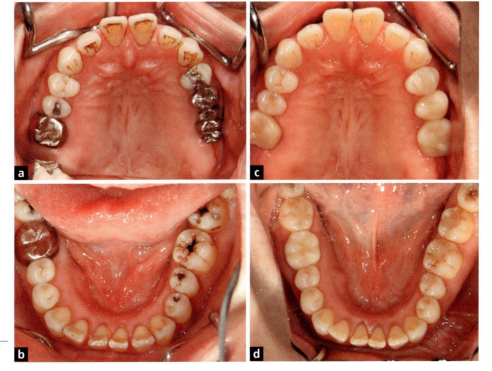

図5a, b　初診時.
図5c, d　「Gルーティング」（ジーシー），「エステニア」にて修復.

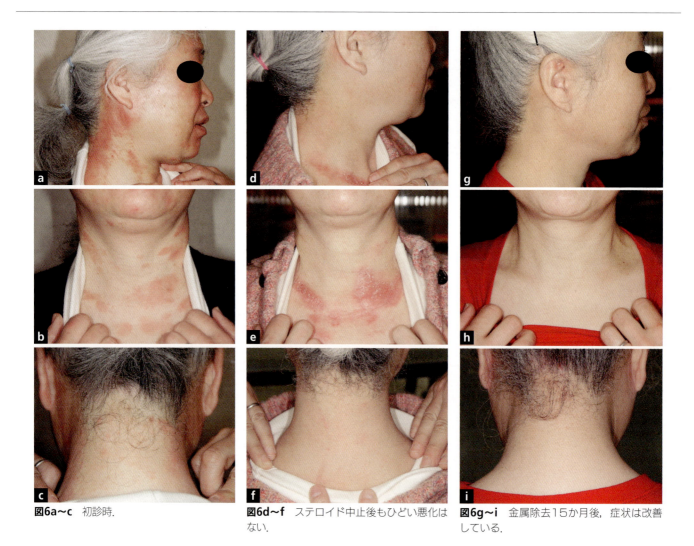

図6a～c 初診時.

図6d～f ステロイド中止後もひどい悪化はない.

図6g～i 金属除去15か月後，症状は改善している.

4-4 乾癬

　乾癬とは，皮膚が赤く盛り上がり，その上に乾燥した白い垢が厚く付着し，それがぼろぼろと剥がれ落ちる皮膚の慢性炎症性角化疾患である．組織像としては，表皮の肥厚と角化，炎症性細胞浸潤を特徴とする．原因不明だが，免疫抑制剤が効くことなどから免疫反応で起こる炎症疾患であると推察されている．＊37ページ「もっとくわしく！ 乾癬」参照

患者 24歳，男性
現病歴

　22歳のとき頸部にかぶれが発症（とくに夏季に悪化）し，ステロイドを外用するも症状は改善しなかった．このとき生検を行い，乾癬であることを確認した．その後，アレルギー専門医に転医し，アレルギー検査の結果，歯科金属アレルギーが疑われたため，当院を受診した（**図8a, b**）．

処　置

　パッチテストでHg, Au, Ag, Pd, In, Ti陽性，リンパ球幼若化試験でPd陽性となり，Au, Ag, Pd, Inを含んでいると疑われる口腔内金属（**図7a, b**）を除去した．

CHAPTER 4 歯科金属アレルギーで引き起こされる疾患・症状

乾癬

患者　24歳，男性

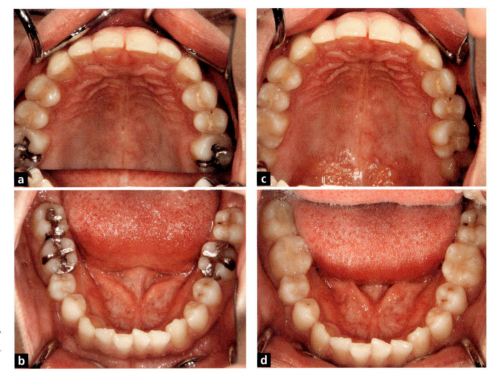

図7a, b　初診時．
図7c, d　「クラパール」（クラレノリタケデンタル），「エステニア」にて修復．

口腔内の金属を除去した後，ステロイドを中止したが，症状の急激な悪化は認められなかった（**図8c, d**）．金属除去5か月後に，症状の改善が認められた（**図8e, f**）．修復処置には，レジンセメント「クラパール」（クラレノリタケデンタル），「エステニア」を一定期間口腔内に仮着し，症状が悪化しないことを確認した後に使用した（**図7c, d**）．

注目点

歯科金属アレルギーの症状は，汗をかく夏季に悪化することが多い．

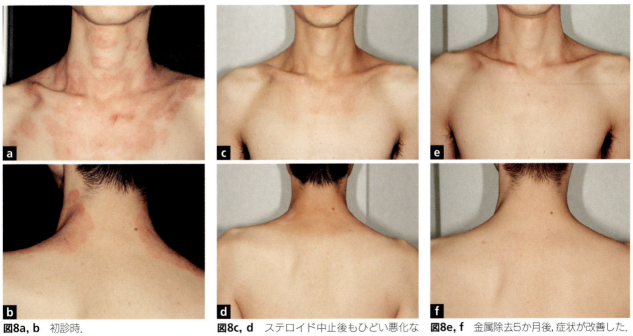

図8a, b　初診時．
図8c, d　ステロイド中止後もひどい悪化なし．
図8e, f　金属除去5か月後，症状が改善した．

4-5 にきび

にきびは，正式病名を尋常性痤瘡といい，アクネ菌の感染が関係する化膿性皮膚疾患といわれている．顔・胸・背中などに好発する．原因は，疲労・ストレス・ビタミン不足・性ホルモンのバランスの乱れなど，ともいわれている．

患　者　31歳，女性

現病歴

21歳のとき，にきびが発症し，ステロイド外用を始めるも症状は改善しなかった．26歳になり，手にも皮膚炎が発症した．29歳のときに漢方治療も試したが，かえって症状が悪化した．30歳のときに転医し，ステロイド外用を中止した．その後，アレルギー専門医を受診し，アレルギー検査の結果，歯科金属アレルギーが疑われたため，当院を紹介された（**図10a, b**）．

処置

パッチテストとリンパ球幼若化試験でPd陽性となり，Pdを含む原因と疑われる口腔内金属（**図9a, b**）を除去した．金属除去後，症状の軽減・悪化を繰り返しながら（**図10c, d**），金属除去16か月後，症状の改善が認められた（**図10e, f**）．修復処置には，パナビア，エステニアを一定期間口腔内に仮着し，症状が悪化しないことを確認した後で使用した（**図9c, d**）．

注目点

この症例では，症状改善後に「クラパール」を口腔内に仮着したところ症状が悪化したため，使用不可と判定した．このように，金属だけでなくレジンセメントのアレルギーにも注意が必要である．

にきび

患者　31歳，女性

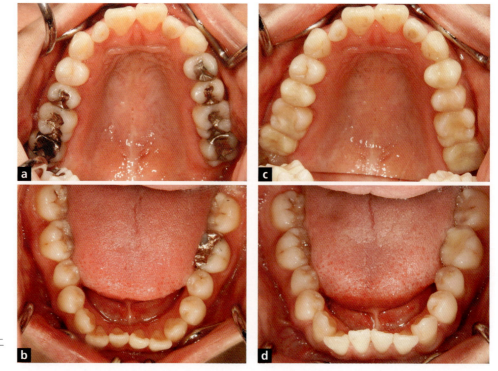

図9a, b　初診時．
図9c, d　「パナビア」「エステニア」にて修復．

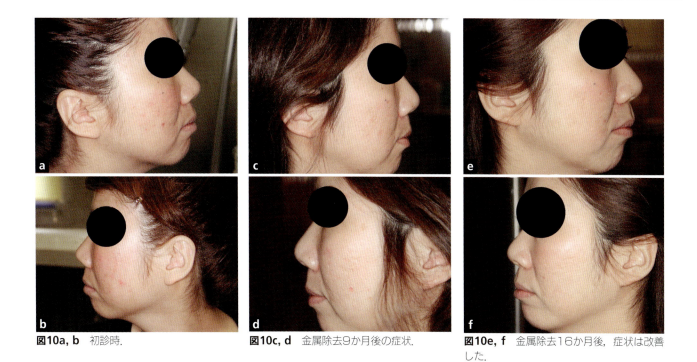

図10a, b 初診時.

図10c, d 金属除去9か月後の症状.

図10e, f 金属除去16か月後，症状は改善した.

4-6 口腔扁平苔癬

　口腔扁平苔癬とは，慢性経過をたどる原因不明の口腔粘膜疾患である．肉眼所見から網状型，びらん型，白斑型などに分類される．原因は不明であるが，C型肝炎ウイルスの関与・外傷性刺激・薬剤・金属アレルギー・遺伝・ストレスなどが原因と考えられている．

患　者　61歳，女性
現病歴

　60歳のとき，下顎左右臼歯部に金属の修復物を装着してから，歯肉と頬粘膜に口腔扁平苔癬が発症した．大学病院に通院するも，原因はわからず，症状も改善しなかった．その後，知人にアレルギー専門医を紹介され，アレルギー検査の結果，歯科金属アレルギーが疑われたため，当院を受診した（**図12a, b**）．

処　置

　パッチテストでNi, Au, Ag, Pd, Cu, Sn陽性，リンパ球幼若化試験でHg, Au, Pd陽性となり，Au, Ag, Pd, Cu, Snを含むと疑われる口腔内金属（**図11a, b**）を除去した．金属除去後，テンポラリークラウンの状態で経過を観察し（**図12c, d**），金属除去5か月後に，症状の改善が認められた（**図12e, f**）．修復処置には，「クラパール」「エステニア」を一定期間口腔内に仮着し，症状が悪化しないことを確認した後で使用した（**図11c, d**）．

注目点

　歯科金属アレルギーによる疾患は，口腔領域に発症することは非常に少ない．しかし，この症例のように，50歳以上の女性に限定すると，口腔領域に発症する割合は急激に増加する．

口腔扁平苔癬

患者 61歳，女性

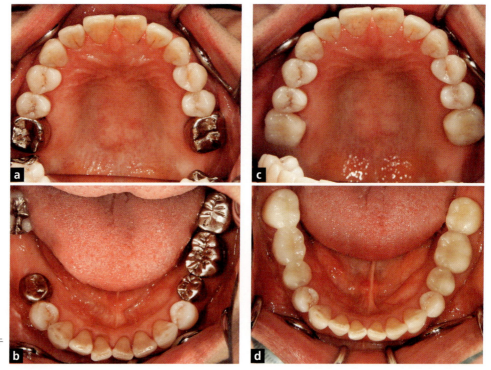

図11a, b 初診時．
図11c, d 「クラパール」「エステニア」にて修復．

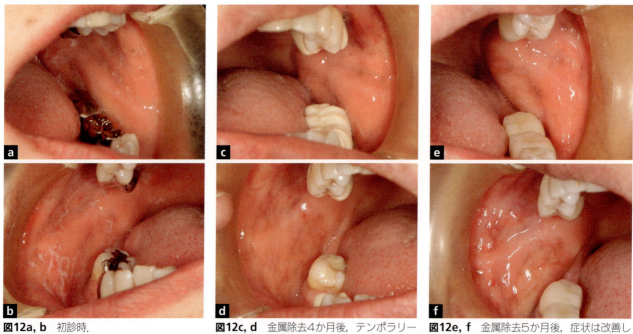

図12a, b 初診時．
図12c, d 金属除去4か月後，テンポラリークラウンにて経過観察．
図12e, f 金属除去5か月後，症状は改善している．

参考文献
1. 松下祥．1. 妊娠と免疫．アレルギー 2014；63(1)：1-5.

lecture 2　もっとくわしく！　乾癬

島津恒敏
京都府・島津医院アレルギー科

乾癬の症状

　乾癬は，アトピー性皮膚炎と並ぶ，治りにくい慢性の炎症性の皮膚疾患の1つとされてきた．わが国では，人口の0.05～0.1％，欧米諸国では，2～4％の人びとにみられるとされている[1,2]．

　乾癬の歴史は古く，古代ギリシャ時代から報告があり，聖書にも記載がみられた．体のあちこちに，境界が明瞭な紅斑のうえに，銀白色雲母状の鱗屑（かさぶた）がくっついた角化性の皮疹（尋常性乾癬）が生じ，治療に抵抗してなかなか改善しない．手のひらや足の裏に無菌性膿疱が生じる掌蹠膿疱症も，わが国では，乾癬と別の疾患とされているが，ヨーロッパでは，乾癬の一種と見なす意見もある[3]．

乾癬の発症機序とTリンパ球

　乾癬は，表皮が疾患臓器である炎症性の皮膚角化症だが，その発症機序は，20世紀末以来の研究を介して，アトピー性皮膚炎同様に何らかの刺激で活性化されたTリンパ球の皮膚への浸潤が主役を演じていることが近年とりわけ明らかにされてきた[4～8]．Tリンパ球，なかでも，CD4（細胞表面抗原の1つ）陽性のヘルパーT細胞（Th1型のリンパ球）だけでなく，近年のリンパ球の活性化を抑制する種々の治療薬の臨床効果の検討結果からも，Th17という亜型に属する細胞が重要な役割を担っていると考えられている．Th17の活性化の結果，角質の増殖を促すIL23などのサイトカイン（細胞から分泌される伝達物質）が分泌され，乾癬特有の角質細胞の増殖がもたらされる．また，種々の物質の刺激により生じる抗原をリンパ球に提示する細胞である樹状細胞の活性化も，病態悪化に関与する[1,2,9,10]．

リンパ球を刺激して病的活性化を引き起こすのは？

　溶連菌は，スーパー抗原として，リンパ球を刺激して，乾癬の病状悪化をもたらすことは古くから認められてきた．しかし，生活環境中の何がTリンパ球を刺激し，病的活性化を引き起こすのか，その原因となる特異的な抗原は，これまで不明とされてきた．その結果，乾癬を一種の自己免疫疾患とみなす意見もみられた．当然その治療は，Tリンパ球や角質細胞主体の炎症を抑える対症療法になってきた[1,2,12,13]．

難治性アトピー性皮膚炎の治療

　筆者らは，これまで，難治性アトピー性皮膚炎の原因の検討と，その治療にかかわってきた．幸いにも，歯科金属アレルギーが関与している患者の治療を通して，歯科との共同での診療の経験をつみ重ねることができた．そして，しばしば歯科治療で患者の口腔内に使用されてきた種々の重金属合金の成分が溶け出し，ハプテン（不完全抗原：単独では抗体を生産させたりリンパ球を増殖させたりする能力〔抗原性〕がないが，タンパク質などと結合すると免疫原性をもつ完全抗原になる，比較的低分子量の物質〔不完全抗原〕．結合するタンパク質をキャリアタンパクとよぶ．ハプテンになりやすい分子には，種々の抗生剤，抗炎症剤，ニッケルや水銀などの種々の金属イオンなどがある）としてはたらき，ダニ抗原などと重なって生体を感作し，ときに耐性が破れると，口腔内と離れた遠隔した皮膚に，ヘルパーT（Th）リンパ球を介して皮膚炎を惹起してくることを報告してきた[14]．

　また，その原因となっている歯科金属を口腔内から完全に除去すると，「難治性」皮膚炎がドラマチックに寛解治癒することを経験し，報告してきた[15,16]．難治性とされてきたいちばんの理由は，長い医科・歯科分断の不幸な歴史のなかで，歯科金属抗原が原因として関与していることが，皮膚科的，免疫・アレルギー科的，歯科的

診療をとおして，医療サイドからまったく気づかれず，放置されてきたからということに尽きるだろう．医科・歯科の協同した歯科金属アレルギーの関与の「発見・報告」は，いわば，難治性皮膚炎の治療における「コロンブスの卵」の役割を果たしたものであるということができる．

乾癬の治療

　乾癬の病態にTリンパ球が関与していることが，コンセンサスを得てきた今日では，アトピー性皮膚炎と並ぶ難治性炎症性皮膚疾患の1つであり，Tリンパ球依存性の慢性炎症性疾患である乾癬についても，その原因に歯科金属抗原（アレルギー）が関与している可能性を考えることは容易であり，論理的にも当然といえると思う．

　この間，筆者らは乾癬についても，1996年の報告[21]の発表以来，多くの症例に遭遇し，歯科金属アレルギーとの関連を検討してきた．抗原特異的リンパ球幼若化試験（LST）を参考に，防ダニ寝室を用いた寝具のダニ抗原除去策と併せて，その関与が疑われた歯科金属を口腔内から除去することで，乾癬患者にみられた頑固な難治性皮膚炎は，ステロイドや免疫抑制剤を用いることなく，予想したとおり劇的に改善し，症状の寛解がもたらされた[16,17]．乾癬患者の場合，ステロイドを局所的・全身的に使用すると，その離脱時には，病態が著しく増悪し，膿疱性乾癬とよばれる重篤な皮膚炎に転化することが知られているが，ステロイド剤の使用が手控えられていれば，筆者らの経験では，約4か月でPASIスコアとよばれる病勢の指標も0に至る（＝PASI反応率100＝元の症状の100％が抑制される）[18]．

　ほとんどの人びとが歯科治療を通して口腔内に種々の合金による治療を受けている現代社会においては，（歯科）金属は，難治性アトピー性皮膚炎の場合と同様，乾癬を誘発する原因抗原の1つになっている可能性があることが認知されるべきであろう．

①生物製剤

　今日の乾癬の治療は，これまでのステロイド剤・シクロスポリン・タクロリムスなどの副作用の強い免疫抑制剤に代わり，新たに開発されたTリンパ球の病的活性化を抑制する製剤である生物製剤（サイトカイン抑制剤や，サイトカイン受容体ブロッカー）の使用が主流になろうとしている[1,2,19,20]．しかし，これらの生物製剤は，きわめて高価であり，どれも3か月に1回の薬剤費だけでも1回40万円もの費用を要する（！）．また，「元の症状の75％が抑制されること」（＝PASI反応率75）がその効果目標とされている．しかし薬物治療を中止すると，数か月後には症状は再発してしまう．

②抗原除去療法

　生物製剤に対して，歯科金属をはじめ原因となる抗原を見つけ出して抗原の生体への取り込みを絶つこと，すなわち「抗原除去療法」は，抗原による持続的刺激を絶ち，Tリンパ球の病的活性化（＝炎症）をストップさせ，症状の寛解をもたらすものである．アトピー性皮膚炎の場合と同様，水銀・パラジウム・ニッケルなどの歯科金属の除去により，寛解治癒が得られている．

　抗原除去療法は，正しい歯科治療に支えられることにより，きわめて有効で，安全かつ，生物製剤などと比べてはるかに安価に，乾癬の寛解治癒をもたらすことになる．アトピー性皮膚炎の場合と同様，水銀・パラジウム・ニッケルなどの歯科金属の関与する多くの患者が抗原除去により治癒している．

参考文献

1. 古江増隆，大槻マミ太郎・編集．ここまでわかった乾癬の病態と治療（皮膚科臨床アセット）．中山書店，2012．
2. Baker BS. From arsenic to biologicals：A 200 year history of psoriasis. Garner Press 2006.
3. Fry L. An atlas of psoriasis, 2nd ed. CRC press, 2004.
4. Baker BS, Fry L. The immunology of psoriasis. Br J Dermatol 1992；126(1)：1-9.
5. Wrone-Smith T, Nickoloff BJ. Dermal injection of immunocytes induces psoriasis. J Clin Invest 1996；98(8)：1878-1887.
6. Nickoloff BJ, Wrone-Smith T. Injection of pre-psoriatic skin with CD4+ T cells induces psoriasis. Am J Pathol 1999；155(1)：145-158.
7. Nickoloff BJ et al. Is psoriasis a T-cell disease? Exp Dermatol. 2000；9(5)：359-375.
8. Baker BS. Recent Advances in Psoriasis：The Role of the immune system. Imperial college press, 2000.
9. Fitch E et.al. Pathophysiology of psoriasis: recent advances on IL-23 and Th17 cytokines. Curr Rheumatol Rep 2007；9(6)：461-467.
10. 飯塚一．乾癬の新しい病因論．乾癬の病態．TIP-DC-Th17 細胞学説をめぐって．皮膚アレルギーフロンティア 2009；7(3)：147-151.
11. Nestle FO, Kaplan DH, Barker J. Psoriasis. N Engl J Med 2009；

361：496-509.
12. 梅澤慶紀．世界標準の治療指針 乾癬の治療．日皮会誌 2006；116：1721-1738.
13. 小澤明．乾癬2006．日皮会誌 2006；116(2)：143-163.
14. 幸寺恒敏．金属はアトピー性皮膚炎の原因か．毎日ライフ1993；24(7)：60-63.
15. 島津(幸寺)恒敏，高永和．アトピー性皮膚炎と歯科金属・レジンアレルギー：抗原特異的リンパ球幼若化反応による検討．皮膚, 2000；42(増刊22)：22-30.
16. 高永和，高理恵子，島津恒敏，他．アトピー性皮膚炎患者における歯科金属除去による臨床症状の変化に関する研究．補綴誌 2000；44：658-662.
17. 幸寺恒敏，高永和．尋常性乾癬の原因抗原と抗原除去療法(会議録)．アレルギー 1998；47(2・3)：342.
18. Shimazu T, Ko N, Ko R. An antigen-specific therapy for psoriasis; psoriasis due to dental metal allegies 4th congress of the psoriasis international network 2013. Paris 発表，投稿.
19. Augustin M, et al. PSORIASIS WHITE PAPER：A framework for improving the quality of care for people with psoriasis. J Eur Acad Dermatol Venereol. 2012；26 Suppl 4：1-16.
20. van Lümig PP. Effectiveness and tolerability of extended biologic treatment for psoriasis in daily practice. Radboud Universiteit Nijmegen, 2014.
21. 幸寺恒敏．歯科金属およびダニアレルギーが原因と考えられた尋常性乾癬の一寛解例．日皮誌 1996；106：732.

CHAPTER 5

歯科金属アレルギー治療のフロー

PART 2　歯科金属アレルギーの治療のフロー

5-1　歯科金属アレルギー治療のフロー(図1)

　「接触皮膚炎」とは，皮膚内に侵入した外来異物，つまり抗原を捕捉・記憶し(感作相)，再び同じ抗原が皮膚内に侵入するのに対して炎症を誘導することにより，抗原を除去する反応(惹起相)である．よって，接触皮膚炎は，原因(抗原)を特定できれば，それと接触しないようにすることで治癒することが期待できる[1]．そうであるなら，全身性接触皮膚炎である歯科金属アレルギーも，原因金属を特定し，口腔内から除去することで，治癒することになる．(→後述の「**5-2, 3**　歯科金属アレルギー確定過程①〜②を参照)

　しかし，われわれ歯科医にとっての仕事は，症状の改善を確認するだけでは終わらない．最終的に，口腔内で使用してもアレルギーを起こさない歯科材料を検索し，それにより口腔内を修復することが必要になる．(→後述の49ページ「**5-4**　使用可能材料の検索過程」を参照)

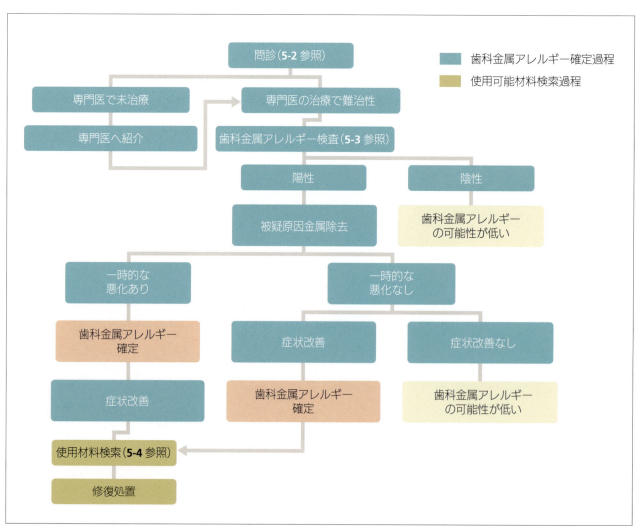

図1　歯科金属アレルギー治療のフロー．

5-2 歯科金属アレルギー確定過程①　問診

歯科金属アレルギーの診断には，次の①②③について質問することが非常に有効である．
①医院において適切な治療を受けているにもかかわらず，症状がなかなか改善しない．
②金属製品や皮革製品などと接触する部位が，痒くなったり赤くなったりする．
③歯科で金属の修復物や矯正装置を装着してから，皮膚症状が発症または悪化した．

①医院において適切な治療を受けているにもかかわらず，症状がなかなか改善しない

アトピー性皮膚炎の発症機序・原因・治療法については，1980年代半ば頃に，さまざまな見解が提唱され治療現場は混乱していた(**図2**)．そのようななか，アトピー性皮膚炎の治療ガイドラインの作成が求められるようになり，2000年にアトピー性皮膚炎を専門に診療する医師を対象とした「アトピー性皮膚炎治療ガイドライン」(日本皮膚科学会)が公表された．その後2008年には，アトピー性皮膚炎の診断基準，重症度分類，治療ガイドラインを統合したものとして「アトピー性皮膚炎診療ガイドライン」として改定された[2]．

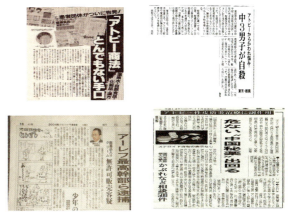

図2　混乱するアトピー性皮膚炎の治療現場．

ガイドラインでは，「原因・悪化因子の検索と対策」「スキンケア」「薬物療法」を治療の基本とした．しかし，ガイドラインにしたがった治療を行っても，長年にわたり緩解・増悪を繰り返す難治性の症例も存在した．筆者らは2000年に，難治性のアトピー性皮膚炎患者において口腔内の金属に感作が認められた場合，それを除去することにより，症状が改善することを報告した[3]．この報告で，ガイドラインにしたがった処置を行ってもよくならない場合には，「原因・悪化因子の検索と対策」を詳細に再検討することが重要であり，その原因・悪化因子の1つとして歯科金属が強く疑われることを示した(**図3**)．

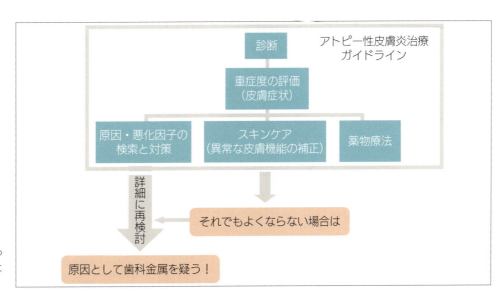

図3　ガイドラインにしたがった治療を受けても難治性のときのフロー．

PART 2　歯科金属アレルギーの治療のフロー

　よって，問診①が確認されれば，みつけられていない原因・悪化因子（歯科金属など）の存在を疑うことができる．

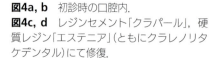
②金属製品や皮革製品などと接触する部位が，痒くなったり赤くなったりする

　症例を供覧して説明する．
患者　27歳，女性

主訴　掌蹠膿疱症
現病歴
　17歳のとき足の裏に皮膚炎が発症し，ステロイド外用を開始するも症状は改善しなかった．20歳になると，とくに夏季に悪化するようになった．以前から腕時計をすると皮膚炎を発症することを訴えていた．26歳のとき，ステロイド外用の効果がないため使用を中止した．その後，知人にアレルギー専門医を紹介され，アレルギー

掌蹠膿疱症

患者　27歳，女性

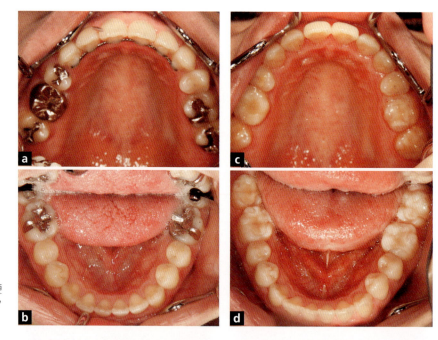

図4a, b　初診時の口腔内．
図4c, d　レジンセメント「クラパール」，硬質レジン「エステニア」（ともにクラレノリタケデンタル）にて修復．

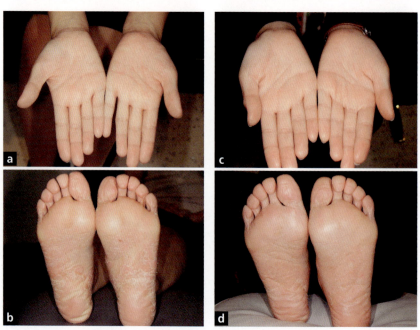

図5a, b　初診時の手足の状態．
図5c, d　金属除去2か月後，症状が改善した．

CHAPTER 5 歯科金属アレルギー治療のフロー

検査の結果，歯科金属アレルギーが疑われたため，当院を受診した（**図5a, b**）．

処置

パッチテストでAg，Pd陽性，リンパ球幼若化試験でNi，Pd陽性となり，Ni，Ag，Pdを含むと疑われる口腔内金属（**図4a, b**）を除去した．金属除去2か月後に，症状の改善が認められた（**図5c, d**）．修復処置には，レジンセメント「クラパール」，硬質レジン「エステニア」（ともにクラレノリタケデンタル）を一定期間口腔内に仮着し，症状が悪化しないことを確認した後で使用した（**図4c, d**）．

注目点

以前から腕時計をすると，**図6**のように皮膚炎を発症することを訴えていた．このことにより，腕時計の金属にアレルギーを起こしていることが疑われる．

よって，問診②が確認されれば，ある種の金属にアレルギー反応を起こしていることが示唆され，ひいては歯科金属アレルギーの可能性も疑われる．

③歯科で金属の修復物や矯正装置を装着してから，皮膚症状が発症または悪化した

症例を供覧して説明する．

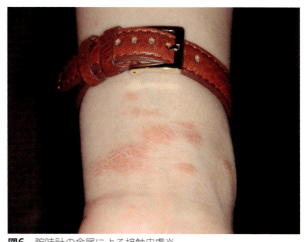

図6　腕時計の金属による接触皮膚炎．

患者　11歳，男性
主訴　アトピー性皮膚炎
現病歴

生後すぐアトピー性皮膚炎を発症するも，3歳になって症状は軽減した．ところが，11歳のとき歯科矯正を開始してから，アトピー性皮膚炎が再発した．そこで，アレルギー専門医を受診し，アレルギー検査の結果，歯科金属アレルギーが疑われたため，当院を受診した（**図8a, b**）．

処置

リンパ球幼若化試験でHg，Ni陽性となり，Niを含

アトピー性皮膚炎

患者　11歳，男性

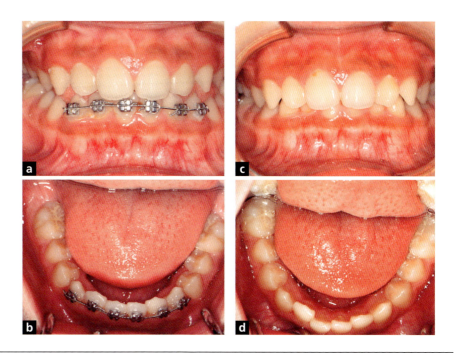

図7a, b　初診時の口腔内．
図7b, c　歯科矯正装置除去．

PART 2　歯科金属アレルギーの治療のフロー

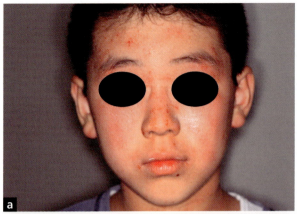

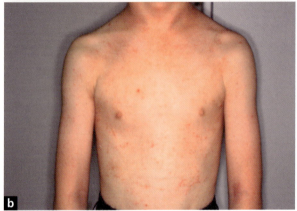

図8a, b　初診時の顔貌と上半身．

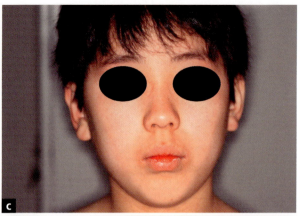

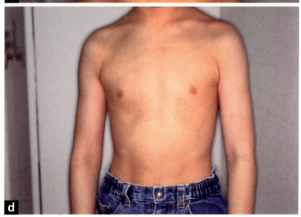

図8c, d　歯科矯正装置の除去2か月後，症状が改善した．

む原因と疑われる歯科矯正装置を除去した（**図7a～d**）．歯科矯正装置除去2か月後に，症状の改善が認められた（**図8c, d**）．

注目点

　歯科矯正を開始した頃から，皮膚症状が発症および悪化したことを患者から聞けることがよくある．
　よって，問診③が確認されれば，直接的に口腔内の金属が原因である可能性を疑うことができる．

5-3　歯科金属アレルギー確定過程②　アレルギー検査

パッチテスト（PT）

　問診のつぎに，パッチテストについて症例を供覧して説明する．

患者　31歳，女性
主訴　アトピー性皮膚炎
現病歴
　28歳のとき顔に皮膚炎を発症し，ステロイド外用を開始するも症状は改善しなかった．29歳になって，頸部や手指にも皮膚炎が拡大したため，免疫抑制薬「プロトピック」を併用するも症状は改善しなかった．その後，知人にアレルギー専門医を紹介され，アレルギー検査の結果，歯科金属アレルギーが疑われたため，当院を受診した（**図10b**）

処置
　パッチテストでHg，Ag，Pd，Cu，Sn陽性（**図**

アトピー性皮膚炎

患者　31歳，女性

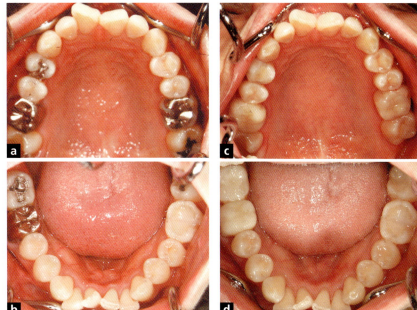

図9a, b　初診時の口腔内．
図9c, d　「クラパール」「エステニア」にて修復．

10a），リンパ球幼若化試験でHg，Pd陽性となり，Hg，Ag，Pdを含む原因と疑われる口腔内金属（図9a, b）を除去した．金属除去の翌日に一時的に症状が悪化し（図10d），金属除去3か月後に，症状の改善が認められた（図10e）．修復処置には，「クラパール」「エステニア」を一定期間口腔内に仮着し，症状が悪化しないことを確認した後，使用した（図9c, d）．

注目点

パッチテスト貼付の48時間後にPd，Cuは＋，Snは＋＋であったが，1週間後にはPd，Cuは＋＋，Snは＋＋＋と反応は強くなっていた（図10a）．さらに，口腔内金属除去翌日に症状の悪化（図10d）とともに，パッ

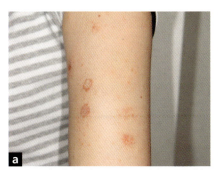

図10a　初診時（パッチテスト貼布1週間後）．

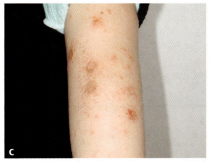

図10c　金属除去の翌日，パッチテスト貼付部位も悪化．

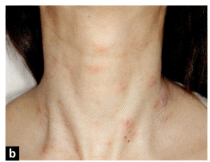

図10b　初診時．

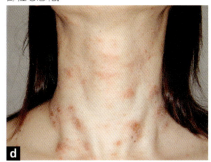

図10d　金属除去の翌日，症状が悪化した．

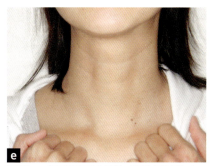

図10e　金属除去3か月後，症状が改善した．

チテスト貼付部位も悪化した(**図10c**).

パッチテストは,原因として疑われる物質を皮膚に少量塗布または貼布して,皮膚炎を起こさせることで,アレルギー性接触皮膚炎の原因物質を検出する検査法である.金属アレルギーの検査方法としては,もっとも一般的な方法である.歯科医師は,パッチテストを皮膚科などに依頼することが通常である.

しかし,in vivoの検査法であるため,パッチテストには注意しなければならない点がある.それは,貼付した抗原による新たな感作,水疱形成などの強い反応,アレルゲン吸収による以前の皮膚炎の再燃,パッチテスト部の脱色素・色素沈着・瘢痕などである.また,遅延型アレルギー反応は,2~3日目に出現することもあるが,むしろそれ以降に重要で明瞭な反応が出現することがあるので,4~7日の間にでる反応を見落とさないようにすることも必要である(**図10a**).たとえば,Pd(パラジウム)ではテスト後3日目に陰性でも,7日目に陽性になることが多いことが知られている.一方,全身性接触皮膚炎では一部にパッチテストが陰性を示す症例があること[4]も報告されている.

リンパ球幼若化試験(LST)

リンパ球は抗原刺激を受けて免疫反応に関与するようになると,核酸合成やタンパク合成が活発になり,分裂・増殖して免疫担当細胞として分化する(リンパ球の幼若化反応).リンパ球幼若化試験は,この反応を利用し,in vitroで患者のリンパ球に金属イオンを加えて刺激し,チミジン(H^3 thymidin)の取り込みを見て,その幼若化の程度により原因を判定しようとする試験である(**図11**).歯科医師は,リンパ球幼若化試験を皮膚科などに依頼することが通常である.in vivoの検査であるパッチテストと違い,in vitroの検査であるため,採血以外に生体に障害を与えないことが利点となる.しかし,リンパ球幼若化試験については,金属そのものにリンパ球を刺激する作用があるとの報告[5]や,反対に金属アレルギーにおいて症状とよく相関する[6]との報告もあり,未だ評価は一定していない.

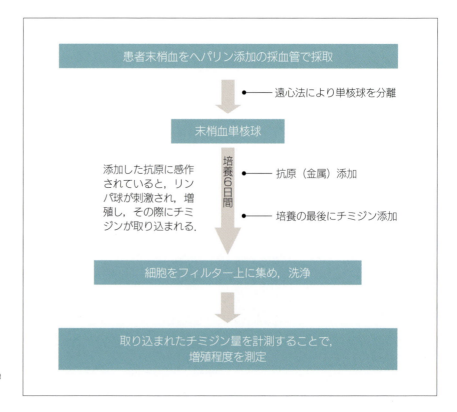

図11 リンパ球幼若化試験(lymphocyte stimulation test:LST).

CHAPTER 5　歯科金属アレルギー治療のフロー

5-4　使用可能材料の検索過程

　歯科金属アレルギーが確定し，症状が改善すれば，つぎに口腔内の修復処置を行わなければならない．さて，修復材料として，「チタン」「セラミック」「ハイブリッドセラミックス」を用いてさえいれば，絶対にアレルギーを起こさないのだろうか？

チタン（クラウンブリッジ）によるアレルギー

患者　26歳，女性
主訴　アトピー性皮膚炎
現病歴
　小児期にアトピー性皮膚炎を発症し，ステロイド外用を開始した．26歳のとき，症状が急激に悪化した．患者はイヤリングなどで，かぶれることから金属アレルギーを疑い，アレルギー専門医を受診した．そこで，アレルギー検査の結果，歯科金属アレルギーが疑われたため，当院を受診した（**図13a, b**）．

処置
　リンパ球幼若化試験で Au，Pd が陽性となり，Au，Pd を含むと疑われる口腔内金属を除去した（**図12a, b**）．金属除去10か月後に，症状の改善が認められた（**図13c, d**）．修復処置に際して，当時アレルギーを起こさないと考えられていた純チタンを使用した（**図12c, d**）．ところが，チタンを使用してから2年後に，主訴の症状の悪化（**図14a, b**）に加えて，以前にはみられなかった大腿部にも皮膚炎を発症した（**図15a, b**）．その後症状が改善しないため，チタンアレルギーを疑い，口腔内のチタンをすべて除去した（**図12e, f**）．チタン除去1年後に，症状は改善し，チタンアレルギーが確定した（**図14c, d，図15c, d**）．

注目点
　純チタンでも，口腔内で使用している間に感作し，そ

アトピー性皮膚炎

患者　26歳，女性

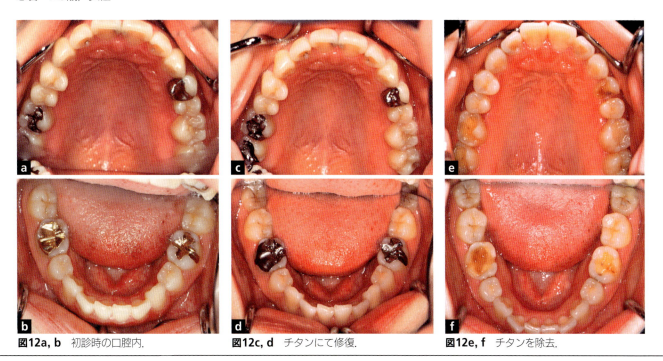

図12a, b　初診時の口腔内．　　**図12c, d**　チタンにて修復．　　**図12e, f**　チタンを除去．

PART 2　歯科金属アレルギーの治療のフロー

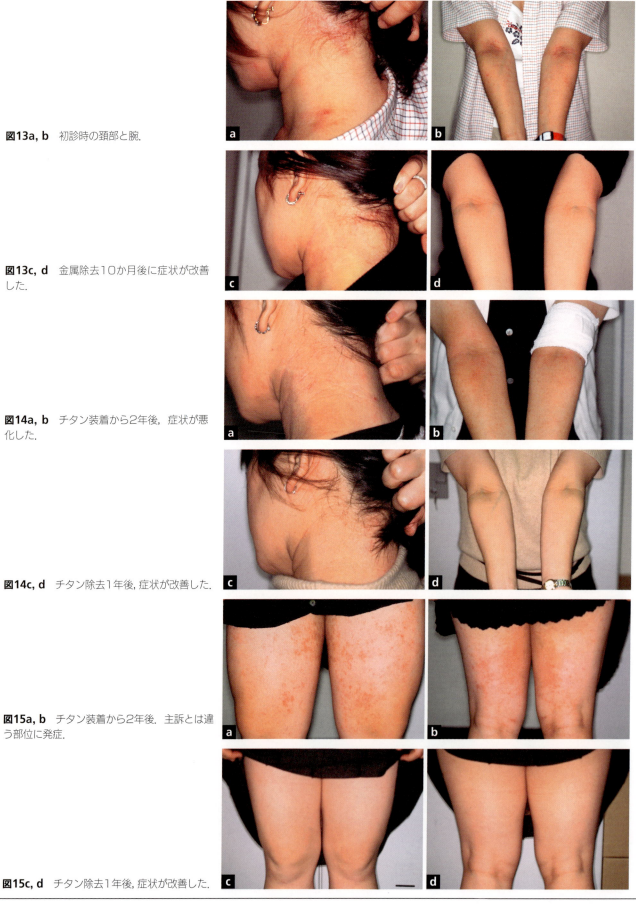

図13a, b　初診時の頚部と腕.

図13c, d　金属除去10か月後に症状が改善した.

図14a, b　チタン装着から2年後, 症状が悪化した.

図14c, d　チタン除去1年後, 症状が改善した.

図15a, b　チタン装着から2年後. 主訴とは違う部位に発症.

図15c, d　チタン除去1年後, 症状が改善した.

CHAPTER 5 歯科金属アレルギー治療のフロー

の結果，アレルギーを起こす可能性はある．

レジンセメントによるアレルギー

患者 23歳，女性
主訴 下肢の皮膚炎
現病歴

18歳のとき下肢に皮膚炎を発症し，ステロイド外用を開始するも症状は改善しなかった．22歳になって症状が悪化し，断食療法を開始するも効果はなかった．その後，アレルギー専門医に転医し，アレルギー検査を受け，歯科金属アレルギーが疑われたため，当院を受診した（**図17a, b**）．

処置

パッチテストで Au，Pd が陽性となり，Au，Pd を含む原因と疑われる口腔内金属を除去した（**図16a, b**）．金属除去1か月後に，症状の改善が認められた（**図17c, d**）．使用可能材料検索のため，「クラパール」を一定期間口腔内に仮着したところ症状が悪化し，「クラパール」に反応していることがわかった（**図17e, f**）．その後，フルオロセメント「パナビア」（クラレノリタケデンタル）が使用可能であることが確認できたので，「パナビア」と，

下肢の皮膚炎

患者 23歳，女性

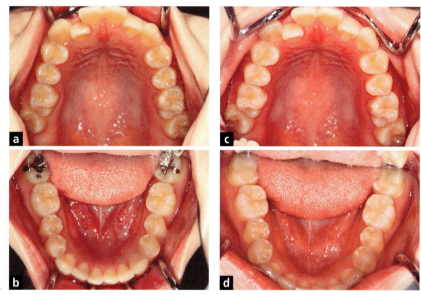

図16a, b 初診時の口腔内．
図16c, d 「パナビア」，セラミックスにて修復．

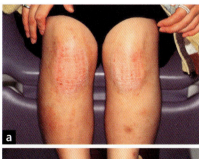
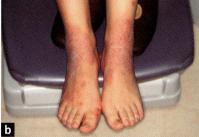
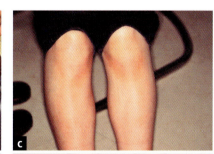
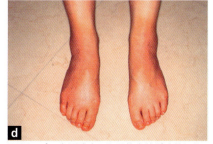
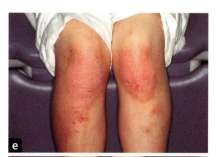
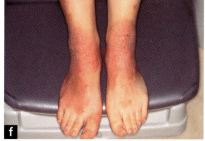

図17a, b 初診時の下肢部．　　**図17c, d** 金属除去1か月後症状が改善した．　　**図17e, f** 「クラパール」充填後，症状が悪化した．

セラミックスにて修復を行った（**図16c, d**）．

注目点

セラミックスそのものには，アレルギーはないと考えられる．しかし，セラミックスを接着するためのレジンセメントは，アレルギーを起こす可能性がある．

ハイブリッドセラミックスによるアレルギー

患者 42歳，女性
主訴 アトピー性皮膚炎
現病歴

18歳のとき手に皮膚炎を発症し，ステロイド外用を開始した．20歳になっても，症状は改善しなかったため，ステロイド外用を中止した．34歳のとき，顔にも皮膚炎

アトピー性皮膚炎

患者 42歳，女性

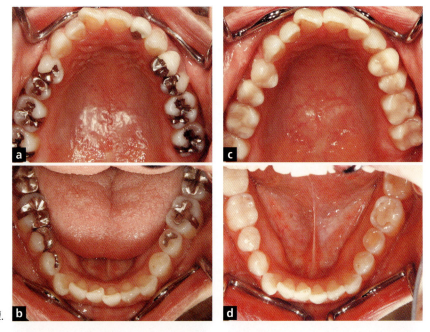

図18a, b 初診時の口腔内．
図18c, d 「パナビア」「グラディア」にて修復．

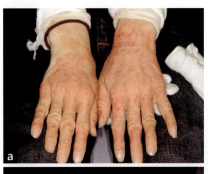
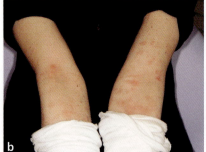

図19a, b 初診時の手と腕．

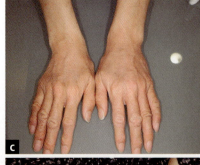
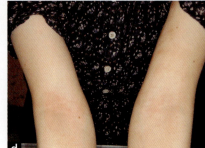

図19c, d 金属除去6か月後，症状が改善した．

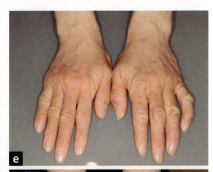
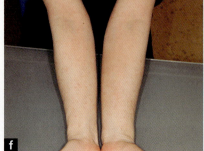

図19e, f 「エステニア」を口腔内仮着後，症状が悪化した．

が拡大し，ステロイド外用を再開したが，症状は改善しなかった．35歳のときに漢方治療を開始し，再度ステロイド外用を中止した．ところが，42歳のとき肝炎を発症し，日赤病院での診断の結果，漢方薬によるアレルギーが疑われたため，漢方を中止した．その後，アレルギー専門医に転医し，アレルギー検査を受け，歯科金属アレルギーが疑われたため，当院を受診した（**図19a, b**）．

処置

パッチテストで Au，Pd，Cu が陽性となり，Au，Pd，Cu を含む原因と疑われる口腔内金属を除去した（**図18a, b**）．金属除去6か月後に，症状の改善が認められた（**図19c, d**）．使用可能材料検索のため，「エステニア」を一定期間口腔内に仮着したところ，症状が悪化し，「エステニア」にアレルギーがあることがわかった（**図19e, f**）．その後，高強度 MFR ハイブリッド型硬質レジン「グラディア」（ジーシー）が使用可能であることが確認できたので，「パナビア」「グラディア」にて修復した（**図18c, d**）．

注目点

ハイブリッドセラミックスも，アレルギーを起こす可能性はある．また，漢方薬だからといって，アレルギーを起こさないわけではない．

使用可能材料を考えるときに，もっとも重要なことは，どんな歯科材料でもアレルギーを起こす可能性はある[7, 8]ということである．つまり，歯科金属アレルギーだからといって，すぐに「チタン」「セラミック」「ハイブリッドセラミックス」で修復すれば，それで済むというものではないのである．

5-5 典型的な歯科金属アレルギー治療のフロー

歯科金属アレルギー治療のフローを，典型的な症例を通してまとめてみた．

患者 31歳，女性
主訴 手の湿疹
現病歴 7歳のとき，手に皮膚炎を発症した．その後も，手の皮膚炎，顔面の皮膚炎および鼻炎がときどき発症していたが，25歳のときに，おおむね改善した．ところが，30歳のとき歯科治療を受けてから，手の皮膚炎が再発した．皮膚科でステロイド外用を開始するも，症状は改善しなかったため，アレルギー専門医に転医した．そこで，アレルギー検査を受け，歯科金属アレルギーが疑われたため，当院を受診した（**図20b**）．

歯科金属アレルギー確定過程

パッチテストで Hg，Au，Pd，Cu が陽性となり，Au，Pd，Cu を含むと疑われる口腔内金属を除去し，テンポラリークラウンに交換した（**図20a, c**）．すると，金属除去翌日から症状が悪化し，歯科金属アレルギーが確定した（**図20d**）．金属除去6か月後に，症状の改善が認められた（**図20e**）．

使用可能材料検索過程

1か月以上症状の改善が継続したので，パッチテストで陰性を示した銀合金インレーを口腔内に仮着した（**図21a**）．ところが，仮着から1か月後に，改善していた手の症状が悪化したため（**図21b**），銀合金インレーを除去した．その1週間後に症状が軽減したため，銀合金にもアレルギーがあることがわかった（**図21c**）．その後，試行錯誤を繰り返し，セルフアドヒーシブルーティングセメント「G ルーティング」（ジーシー），「エステニア」が使用可能であることが確認できたので，これらを使用して修復した（**図21d, e**）．

注目点

アレルギー検査が陰性でも，実際に口腔内に仮着すると，症状が悪化することはある．検査結果がまちがっているのである．よって，使用可能な材料は，症状が改善した後に，in vivo で試すことでのみ確定する．

歯科金属アレルギー治療でもっとも重要なことは，本当に歯科金属が原因かどうかを判定することである．前述したような適切な手順にしたがって治療を行った場合

PART 2 歯科金属アレルギーの治療のフロー

歯科金属アレルギー治療のフロー
──**手の湿疹の症例**(患者 31歳, 女性)

歯科金属アレルギー確定過程

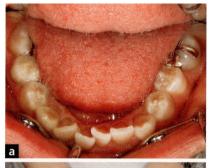
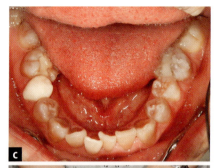
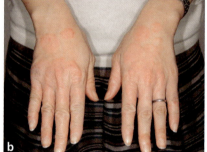
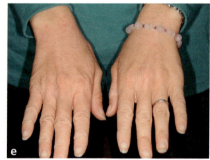

図20a, b 初診時の口腔内と手．＊図20e, 21cからもわかるように，患者は指輪には反応しないので，外すことは求めなかった．

図20c, d 金属除去の翌日に症状が悪化した．

図20e 金属除去6か月後，症状が改善した．

使用可能材料の検索過程

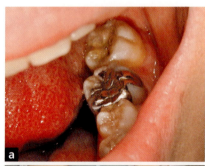
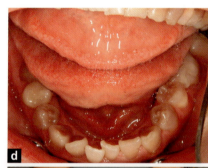
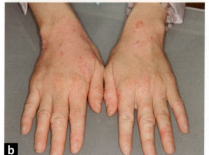
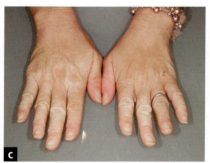
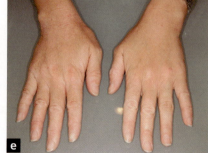

図21a, b インレー仮着1か月後で症状が悪化した．

図21c インレー除去1週間後に症状軽減．

図21d, e 「Gルーティング」(ジーシー)，「エステニア」にて修復．

には，症状が改善すれば歯科金属アレルギーが確定する．反対に，症状が改善しなければ，歯科金属アレルギーの可能性は少ない，と診断することができる．もしそうであれば，その後の修復処置は，歯科金属アレルギーを前提とした，オーバートリートメントを行う必要はない．

症状が改善すれば，つぎに修復のための使用可能材料を検索することになる．**どんな歯科材料もアレルギーを起こす可能性がある**．よって，各患者にとっての安全な材料を検索する必要がある．具体的には，パッチテストやリンパ球幼若化試験などのアレルギー検査を参考にしながら，症状が改善した後に，口腔内に使用予定材料を一定期間充填や仮着する．その後，症状の悪化がなければ，使用可能であると判定する．つまり，**アレルギーの症状が改善し，歯科金属アレルギーが確定しなければ，そもそも安全な使用材料の検索はできない**のである．

参考

授乳中の母親が，クロムを多く含むチョコレートとココアを毎日多量に摂取していたため，その母乳中にクロムが含まれることになり，その母乳を飲んだ乳児の足の裏に汗疱状湿疹が発症したとの報告もある[9]．

その他

以前から掌蹠膿疱症の原因には，歯科金属だけでなく，扁桃炎や根尖病変の関与が知られている．**図22**は，根尖病変が悪化すると，踵に水疱が発症する症例である．また最近では，歯周病そのものも難治性の皮膚炎と関係あることがわかってきた[10]．さらに，タバコにはニッケルなど金属が多く含まれており[11]，喫煙者にはニッケルの接触性皮膚炎が多いこともわかっている[12]．

根尖病変が悪化して水泡が発症する症例

患者 33歳，女性

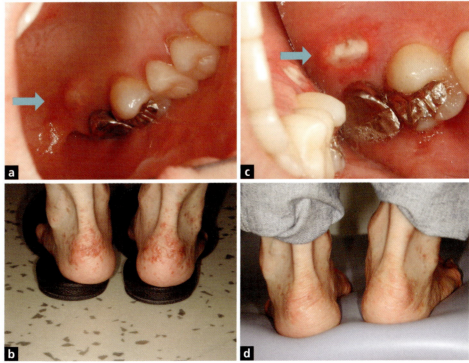

図22a, b ｜ 根尖部に異和感を確認したころ，かかとに水疱発症．
図22c, d ｜ 根尖部より排膿したころから，かかとの症状軽減．

5-6 歯科衛生士の役割

　最近，歯周病と心血管性疾患などの全身疾患との関連性が指摘されるようになってきた．口腔内の細菌が口腔粘膜から吸収され，血行性に到達した部位で心血管系疾患などを引き起こすようすは，歯科金属アレルギーの発症機序と似ているように思われる．

　口腔内は，金属が非常に腐食しやすい環境である．金属アレルギーは，金属がイオン化することで起こる．このように考えると，歯科衛生士が本来の仕事を適切に行い，口腔内環境を良好に保つことが，口腔内金属の溶出を減少させ，ひいては歯科金属アレルギー予防につながるのである（もちろん心血管性疾患などの予防にもつながる）．

　このように，歯科金属アレルギーを理解することにより，歯科衛生士が日常行っている仕事が，口腔内だけでなく，全身的な健康にも役立っていることが自然と実感されることであろう． ＊「もっとくわしく！ 実は大事な歯科衛生士の役割」（次ページ）を参照

参考文献

1. 高山かおる，横関博雄，松永佳世子．接触皮膚炎診療ガイドライン．日皮会誌 2009；119(9)：1757-1793．
2. 片山一朗．アトピー性皮膚炎．アレルギー2011；60(12)：1598-1605．
3. 高永和，高理恵子，島津恒敏，丸山剛郎．アトピー性皮膚炎における歯科金属除去による臨床症状の変化に関する研究．日補綴歯会誌 2000；44：658-662．
4. Nakayama H, Nogi N, Kasahara N, Matsuo S. Dermatol Clin 1997；8：197-204.
5. Cederbrant K, Hultman P, Marcussen JA. In vitro lymphocyte proliferation as comparedto patch test using gold, palladium and nickel. Int Arch Allergy Immunol 1997；112：212-217.
6. Everness KM, Gawrodger DJ, Botham PA, et al. The discrimination between nickel-sensitive and non-nickel-sensitive subjects by an vitro lymphocyte transformation test. Br J Dermatol 1990；122：293-298.
7. Hiroshi E, Nagakazu K, Tsunetoshi S. Suspected association of an allergic reaction with titanium dental implants : clinical report. J Prosthet Dent 2008；100：344-347.
8. 島津恒敏，高永和．アトピー性皮膚炎と歯科金属・レジンアレルギー：抗原特異的リンパ球幼若化反応による検討．皮膚 2000；42(増刊22)：22-30.
9. 足立厚子，堀川達弥．母乳中のクロムに対する全身型金属アレルギーによると考えられた乳児の汗疱状湿疹．アレルギー 2007；56(7)：703-708.
10. Tanaka T, Satoh T, Yokozeki H. Dental infection associated with nummular eczema as an overlooked focal infection : Journal of Dermatology 2009；36：462-465.
11. Torjussen W, Zachariasen H, Anderson I. Cigarette smoking and nickel expousure. J Environ Moint 2003；5：198-201.
12. Linneberg A, Nielsen NH, Menner T, et al. Smoking might be a risk factor for contact allergy. J Alergy Clin Immunol 2003；111：980-984.

lecture 3　もっとくわしく！　実は大事な歯科衛生士の役割

荒島由枝
大阪府・高歯科医院・歯科衛生士

　歯科金属アレルギー治療が成功するかどうかは，症状が改善するまでの間，いかにして長期間のプロビジョナルレストレーションの状態で口腔内の健康状態を保てるか，にかかっている．このことはまさに歯科衛生士の仕事であり，治療の成功の鍵は歯科衛生士が握るといっても過言ではない．ここでは，歯科金属アレルギー治療成功のために，歯科衛生士だからこそできることについて考えてみたい．

患者との信頼関係の構築（過去の治療を否定しない）

　歯科金属アレルギーを疑って来院する患者の多くは，一般的治療から民間療法までさまざまな治療を経験している．図1，2は，27歳，女性，アトピー性皮膚炎の患者である．3歳頃から発症し，皮膚科での治療も効果なく，26歳のときに，ある民間療法を受け，さらに悪化したため当院に来院した．患者は大阪在住だったが，その民間療法を受けるために，東京まで通っていた．またその療法は，非常に高額でかつ激しい痛みもあったそうだ．さらにその後，エビデンスに乏しい治療であったこともわかった．われわれは，このような民間療法に対してすぐに否定的なコメントをしてしまいがちである．しかし患者は，今までの治療がうまくいかなかったため来院されているのであって，そのようなときに，あらためて過去の治療を否定されると非常に傷つくことになってしまう．もちろん，患者との信頼関係構築には決してプラスにはならない．

患者のモチベーションを高める（症状の改善を正確に理解してもらう）

　誰しも，長期間のプロビジョナルレストレーションの状態は不快なものである．もし，歯を快適な状態に治したいと希望する患者なら，なおさらのことである．一方，歯科金属アレルギー患者の多くは，皮膚炎を主訴として来院する．よって，歯科金属除去により，主訴の皮膚炎が軽減していることを理解してもらえれば，長期間のプロビジョナルレストレーションの状態でも許容してもらえる．

　図3，4の症例は，36歳（男性），乾癬の患者である．皮膚科での治療で効果がないため，当院に来院された．口腔内金属除去後，症状は順調に改善したのだが，症状が主に背中であったためか，筆者らが写真で見せるまでは，症状の改善に気づかれなかったようであった．このように，患者自身は，症状が軽減していることに案外気づかないことが多いので，写真などを使用し，客観的に症状が軽減していることを患者に伝えることが重要となる．この患者も，症状の改善を自覚してから，口腔内の清掃状態が改善したことは，いうまでもない．

歯科金属以外の金属による悪化にも注意を払う

　全身性接触皮膚炎では，歯科金属だけでなく，金属を多く含む食品から経消化管的に吸収される金属についても注意する必要がある．たとえば，ピーナッツなどの種実類や，大豆やお茶には，ニッケルが多く含まれている．しかも，実際に私たちは，加工品の形で摂取するため，知らず知らずのうちにニッケルを吸収している可能性すらある．また，缶詰製品や金属製調理器具からも金属を吸収することもある．もちろん，水道水中にも金属は含まれており，長時間，水道を使用していない朝一番の水道水には金属濃度が高いこともわかっている．その場合，流し始めてから1分間以上はその水道水を使用しないなどの対応策も有効と思われる．このように，日常生活のなかで，金属を吸収する機会が多いことも知っておかなければならない．

PART 2 歯科金属アレルギーの治療のフロー

アトピー性皮膚炎

患者 27歳，女性

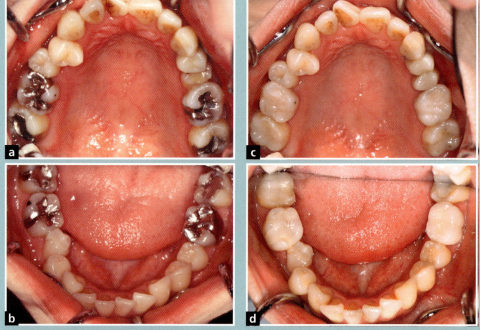

図1a, b 初診時．
図1c, d 「クラパール」「エステニア」（ともにクラレノリタケデンタル）にて修復．

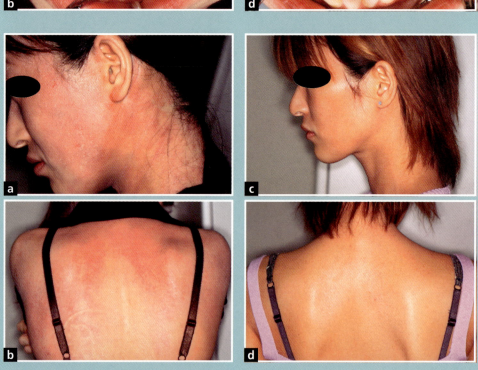

図2a, b 初診時．
図2c, d 金属除去1か月後，症状が改善した．

乾癬

患者 36歳，男性

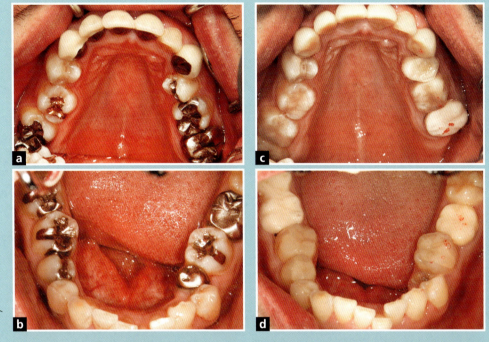

図3a, b 初診時．
図3c, d プロビジョナルレストレーション．

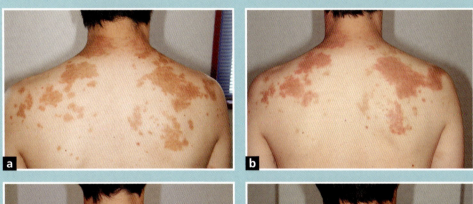

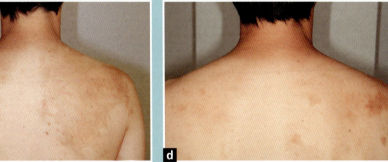

図4a 2008年7月25日（口腔内金属除去後1か月）．
図4b 2008年10月27日（同4か月）．
図4c 2009年3月2日（同8か月）．
図4d 2010年7月21日（同13か月）．

lecture 4　ジルコニアインプラント

中野　環
大阪大学大学院歯学研究科クラウンブリッジ補綴学分野

ジルコニアインプラントはなぜ必要か？

　近年，インプラントを用いた補綴治療は，欠損補綴において有効な選択肢の1つである．

　歯科金属アレルギーを有する患者の連続した多数歯の中間欠損あるいは遊離端欠損で，欠損補綴を必要とする場合，どのような手段でその欠損を補綴するかが問題となる．連続した多数歯の中間欠損で金属を用いない固定性ブリッジで補綴を行う場合は，セラミックスあるいはハイブリッドセラミックスを用いたロングスパンのブリッジとなるが，支台歯への負担やブリッジ自体の力学的強度が問題となる．多数歯の遊離端欠損で金属を用いない可撤性義歯で補綴を行う場合は，ノンメタルクラスプデンチャーを用いることとなるが，装着感や機能回復の程度が不十分である．また，レジンを使用することができないアレルギー患者の場合は，欠損補綴自体が困難となってしまう．以上のような欠損補綴治療にインプラントを用いることができれば，機能的にも審美的にも非常に有用であると考えられる．

　現在広く臨床に用いられているインプラントはチタン製である．チタンによるアレルギーは，以前は医科で心臓ペースメーカーや人工関節などでわずかに報告されていたにすぎないが，近年では歯科でも，**チタンクラウン[1]やチタンインプラント[2]によるアレルギーが報告される**ようになってきている．今後日常的にチタンに接する機会が増加してきていることからも，チタンアレルギーの患者は増加していくものと考えられる．以上のような背景からも，**連続した多数歯の中間欠損あるいは遊離端欠損を有する金属アレルギー患者に，ジルコニアインプラントは，非常に有用な欠損補綴の手段になりうる**と思われる．

ジルコニアの特性

　ジルコニアはチタンと比較して，骨および軟組織への非常にすぐれた生体親和性を有しており，チタンと同様に良好なオッセオインテグレーションを獲得することが報告されている[3]．

　ジルコニアインプラントの利点は，①メタルフリーであること，②良好な生体親和性を有していることに加え

表1　ジルコニアインプラント．

製造元	製品名	構造
Bredent	WhiteSKY	1-piece design
Metoxit Dental	Ziraldent	1-piece design
CeraRoot	CeraRoot	1-piece design（図1）
Z-systems	Zirkolith	1-piece design（図2）/ 2-piece design（図3）
Ziterion	Zit-Z / Zit-vario[z]	1-piece design / 2-piece design（図4）
Denti	Denti Circonium / Denti Circon Root	1-piece design / 2-piece design
Creamed	Omnis	1-piece design / 2-piece design
Zeramex	Zeramex T / Zeramex Plus	2-piece design（図5）
IncerMed	Sigma Quatro	2-piece design
General Implants	Easy-Kon	2-piece design
White Implants	White Implants	2-piece design
Straumann	The Straumann PURE Ceramic Implant	1-piece design（図7）
Nobel Biocare	ZiUnite	現時点では未発売（図8）

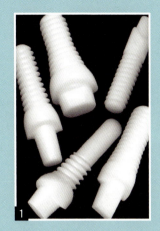
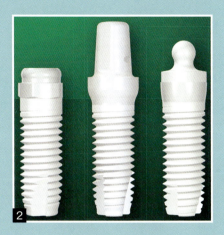

図1 1-piece design「CeraRoot implant」(CeraRoot).
図2 1-piece design「Zirkolith implant」(Z-systems).

て，③その色調が白色であることから，審美領域で頬側の骨・軟組織が非常に薄い場合に，チタンのようにディスカラレーションがなく，長期的に軟組織が退縮した場合でも金属色が口腔内に露出することがないため，審美的に有利であることである．

一方，欠点は，その機械的強度と加工の難しさである．そのためジルコニアインプラントでは，現在チタンインプラントで主流となっている，インプラント体とアバットメントを2ピース構造とし，アバットメントスクリューで締結するというデザインを採用することは，困難であるといえる．

ジルコニアインプラントの物性

現在海外で臨床に用いられているジルコニアインプラントは，約10種類程度である（**表1**，現時点で日本国内で認可販売されているものはない）．素材はHIP（熱間静水圧成形：hot isostatic pressing）加工により高い強度を有するY-TZP（イットリア系部分安定型ジルコニア）が主流である．表面性状はさまざまな手法を用いてチタンと同様に粗面をつくりだすことで，良好なオッセオインテグレーションの獲得が可能である[3]．デザインは，当初は機械的強度の問題から1ピース構造（**図1, 2**）が主流であったが，最近では2ピース構造（**図3～5**）のものも増えてきている．2ピースの場合は，インプラント体とアバッ

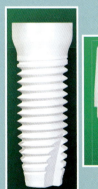
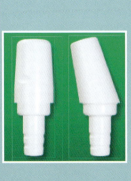
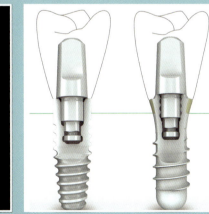

図3 2-piece design「Zirkolith implant」(Z-systems).
図4 2-piece design「Zit-vario^z implant」(Ziterion).
図5 2-piece design「Zeramex T implant / Zeramex Plus implant」(Zeramex).

トメントはアバットメントスクリューにより固定されるのではなく，合着用セメントを用いて装着することになる．

ジルコニアインプラントの治療のシークエンス

①1ピース構造の場合

一般的な治療の流れは，チタンインプラントの場合とほぼ同様である．ただ，1ピース構造の場合は，埋入後オッセオインテグレーションを獲得するまでの間に，免荷とすることが非常に重要である．つまり，暫間補綴装置・可撤性義歯・スプリントをうまく活用し，口腔内に露出しているアバットメント部分に負荷が加わらないように工夫する必要がある．治癒期間を経た後は，必要に応じてアバットメント部分をジルコニア形成用のダイヤモンドバーなどを用いて形成し，一般的なクラウンブリッジと同様に印象採得を行い，補綴装置を製作する．1ピース構造であるため，アバットメントによる角度補正に限界があり，インプラント体自体の埋入方向が非常に重要となってくる．

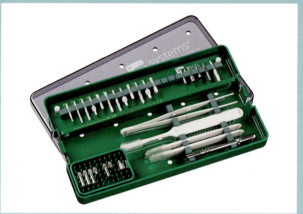

図6 ジルコニア製インストゥルメント（Z-systems）．

②2ピース構造の場合

一方，2ピース構造の場合は，2回法術式を用いることが可能であるため，一次手術としてインプラント体埋入後いったん閉創することで治癒期間中を免荷とする．治癒期間を経た後は二次手術を行い，アバットメントをセメント合着する．アバットメントには，ストレートタイプに加え角度付きタイプを有するメーカーも多く，その場合は角度補正も可能である．アバットメント装着後は必要に応じて形成を行い，印象採得し，補綴装置を製作する．またメーカーによっては，ピンセットやメス，剝離子などのインストゥルメントや，専用のドリル類もジルコニア製である（**図6**）．

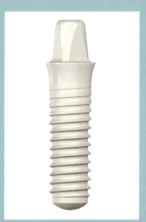

図7 「The Straumann PURE Ceramic Implant」（Straumann）．

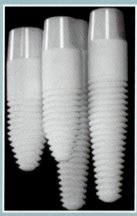

図8 「ZiUnite implant」（Nobel Biocare）．

ジルコニアインプラントの今後

現在までのところジルコニアインプラントに関する長期的な臨床データはまだまだ不十分であるといえる[4,5]．しかし，チタンアレルギーを有する患者だけでなく，メタルフリー治療を希望する患者にとっても有益な治療法であり，主要な大手インプラントメーカーもその開発を手がけていることからも（**図7，8**），今後その使用頻度は徐々にではあるが，増加していくものと考えられる．

参考文献

1. Ko N, Mine A, Egusa H, Shimazu T, Ko R, Nakano T, Yatani H. Allergic reaction to titanium-made fixed dental restorations: A clinical report. J Prosthodont 2014;23(6)：501-503.
2. Egusa H, Ko N, Shimazu T, Yatani H. Suspected association of an allergic reaction with titanium dental implants: a clinical report. J Prosthet Dent 2008; 100(5): 344-347.
3. Angelov N, Zafiropoulos GG, Andreana S. Osseointegration of zirconia implants with different surface characteristics: an evaluation in rabbits. Hoffmann OI. Int J Oral Maxillofac Implants 2012；27(2): 352-358.
4. Wenz HJ, Kohal RJ. Are ceramic implants a viable alternative to titanium implants? A systematic literature review. Andreiotelli M1. Clin Oral Implants Res 2009; 20 Suppl 4：32-47.
5. Naujoks C, Ommerborn M, Schwarz F, Kübler NR, Handschel J. Current findings regarding zirconia implants. Depprich R1. Clin Implant Dent Relat Res 2014；16(1): 124-137.

CHAPTER 6

被疑原因金属除去後に起こる症状の一時的な悪化の意味

6-1 被疑原因金属を除去すると，症状が一時的に悪化

　金属アレルギー検査の1つである**金属内服負荷試験**(oral metal challenge test：OMC)は，原因と疑われる金属を患者に内服させて，アレルギー反応を起こさせる方法である．原因を特定するには，もっとも信頼性の高い検査の1つといわれている．これに対して，パッチテスト(PT)とリンパ球幼若化試験(LST)は，その金属に対して感作しているかどうかをみる検査である．よって，パッチテストとリンパ球幼若化試験が陽性というだけでは，被疑原因金属と主訴の症状とを直接結びつけることはできない．そのため，口腔内のパッチテストand／orリンパ球幼若化試験で陽性を示した**被疑原因金属を除去し，症状の改善が確認できて，はじめて歯科金属アレルギーが確定することになる**．

　さて，歯科金属アレルギー治療で，**被疑原因金属を除去すると，その数日後に，症状が一時的に悪化すること**をよく経験する．Fregert[1]は，金属アレルギーを有する患者では，金属の経口摂取により，掌蹠の水疱ないし全身の皮疹が出現することを見出した．Christensen[2]も，異汗性湿疹がNiと関与し，経口摂取したNiにより増悪すると報告している．

　口腔内金属を除去するときには，患者はその切削粉を，経口および経気道的に摂取することになる．すなわち，口腔内にある被疑原因金属の切削粉を患者に曝露させる，金属内服負荷試験を行ったことと同じになる．つまり，**被疑原因金属の除去後の症状の一時的な悪化は，金属内服負荷試験の検査結果が陽性を示したことと同じ意味をもち，主訴の症状が改善する前に，歯科金属アレルギーであることを，高い信頼性をもって予測できることになる**．

　このように，被疑原因金属除去後に起こる症状の一時的な悪化は，歯科金属アレルギー治療にとっては，非常に重要な現象であるので，以下にさまざまな疾患の症例をとおして詳しく説明する．

6-2 アトピー性皮膚炎

患者　27歳，男性
現病歴

　幼児期にアトピー性皮膚炎を発症し，ステロイド外用を開始した．16歳になって症状が悪化し，ステロイド外用の頻度を増やしたが，症状は改善しなかった．23歳のとき，漢方治療を開始し，ステロイド外用を中止した．しかし26歳まで漢方治療を継続したが，症状は改善しなかった．その後，知人にアレルギー専門医を紹介され，アレルギー検査の結果，歯科金属アレルギーが疑われたため，当院を受診した(図2a〜c)．

処置

　パッチテストでPd，Ni，Cu，Sn，Ti陽性，リンパ球幼若化試験でAu陽性となり，Au，Pd，Cu，Snを含むと疑われる口腔内金属(図1a, b)を除去した．**金属除去1週間後に症状が一時的に悪化し，歯科金属アレルギーが確定した**(図2d〜f)．金属除去7か月後に，症状の改善が認められた(図2g〜i)．修復処置には，「パナビア」「エステニア」(ともにクラレノリタケデンタル)を一定期間口腔内に仮着し，症状が悪化しないことを確認した後で使用した(図1c, d)．

注目点

　金属除去後の症状の悪化は，1週間ほどで確認できることが多い．また，この症例は，スギ・カモガヤ・ダニ・猫のフケなどにもアレルギーがあった．このように，金属アレルギーの患者は，金属以外にもいろいろなものに感作されていることが多い．

アトピー性皮膚炎

患者 27歳, 男性

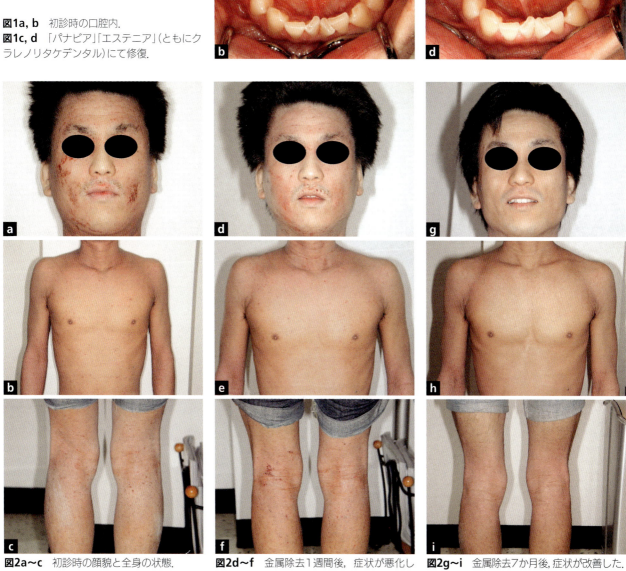

図1a, b 初診時の口腔内.
図1c, d 「パナビア」「エステニア」(ともにクラレノリタケデンタル)にて修復.

図2a～c 初診時の顔貌と全身の状態.
図2d～f 金属除去1週間後, 症状が悪化した.
図2g～i 金属除去7か月後, 症状が改善した.

6-3 掌蹠膿疱症

患者 55歳，女性
現病歴
　53歳のとき掌蹠膿疱症を発症し，ステロイド外用・内服を始めるが，症状は改善しなかった．その後，親戚からアレルギー専門医を紹介され，アレルギー検査の結果，歯科金属アレルギーが疑われたため，当院を受診した（**図4a, b**）．

掌蹠膿疱症

患者 55歳，女性

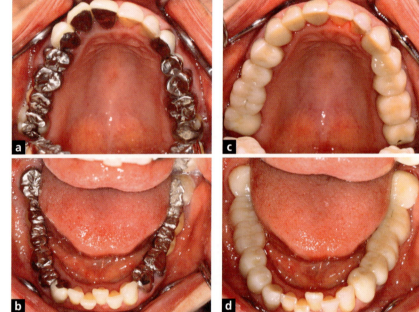

図3a, b　初診時の口腔内．
図3c, d　カルボン酸セメント「ハイーボンドカルボプラス」（松風），「エステニア」にて修復．

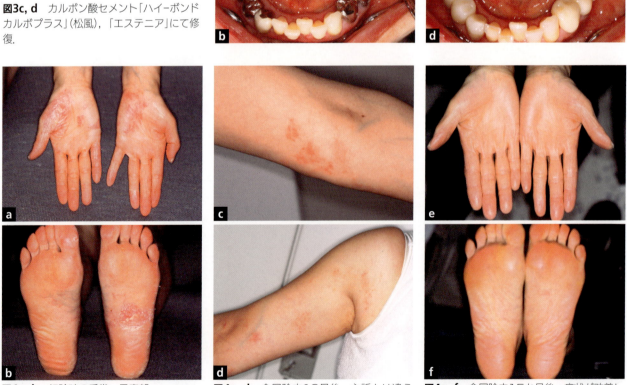

図4a, b　初診時の手掌・足底部．
図4c, d　金属除去10日後，主訴とは違う部位に発症した．
図4e, f　金属除去15か月後，症状が改善した．

処置

パッチテストでAu，Ag，Pd，Ti，Cu，Sn陽性，リンパ球幼若化試験でHg，Ni，Ag，Ti陽性となり，Ni，Au，Pd，Cu，Snを含む原因と疑われる口腔内金属を除去した(**図3a, b**)．金属除去10日後に主訴とは違う部位(腕)に皮膚炎が一時的に発症し，歯科金属アレルギーが確定した(**図4c, d**)．金属除去15か月後に，症状の改善が認められた(**図4e, f**)．修復処置には，レジン系接着剤に反応することがわかったので，カルボン酸セメント「ハイーボンド カルボプラス」(松風)，「エステニア」を一定期間口腔内に仮着し，症状が悪化しないことを確認した後，使用した(**図3c, d**)．

注目点

金属除去後の一時的な悪化には，主訴の症状が悪化する場合と，この症例のように今まで症状のなかった部位に発症する場合とがある．

6-4 湿疹

患者 39歳，女性

現病歴

28歳のとき耳介・頸部・腋下に湿疹を生じ，ステロイド外用を始めるも症状は改善しなかった．39歳になっても，症状が改善しないため，ステロイド外用を中止し，民間療法を始めた．ところが，リバウンドでさらに症状が悪化したため，アレルギー専門医を受診した．そこで，アレルギー検査を行い，歯科金属アレルギーが疑われたため，当院を受診した(**図6a, b**)．

処置

パッチテストでAu，Pd，Sn陽性，リンパ球幼若化試験でPd陽性となり，Au，Pd，Snを含むと疑われる口腔内金属(**図5a, b**)を除去した．金属除去翌日に症状が一時的に悪化し，歯科金属アレルギーが確定した(**図6c, d**)．金属除去4か月後に，症状の改善が認められた(**図6e, f**)．修復処置は，使用可能材料の費用の問題から，仮歯・仮詰の状態で経過観察を行っている(**図5c, d**)．

注目点

早い場合には，金属除去当日から症状が悪化することもある．

湿疹

患者 39歳，女性

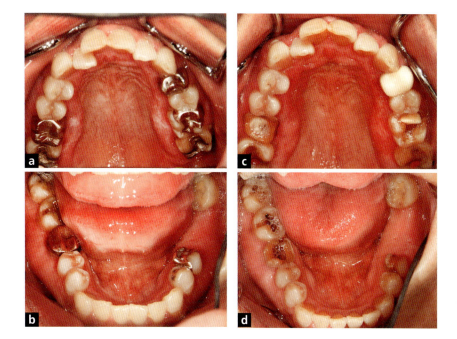

図5a, b 初診時の口腔内．
図5c, d テンポラリークラウンを装着．

PART 2　歯科金属アレルギーの治療のフロー

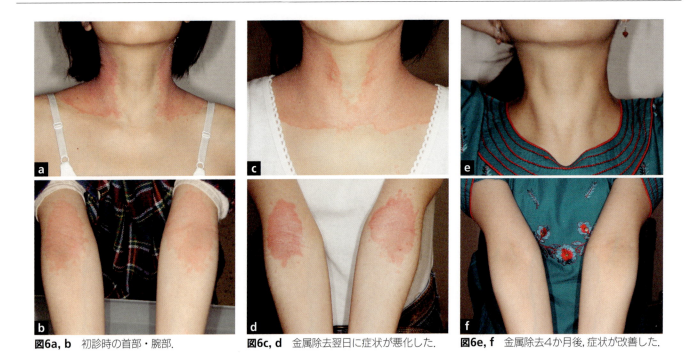

図6a, b　初診時の首部・腕部.
図6c, d　金属除去翌日に症状が悪化した.
図6e, f　金属除去4か月後，症状が改善した.

6-5　乾癬

患者　24歳，男性

現病歴

23歳のとき左手に皮膚炎を発症し，抗アレルギー剤内服およびステロイド外用を開始した．しかし，症状は一時的に改善したのみで，その後は全身に拡大した．24歳になって，アレルギー専門医に転医し，アレルギー検査の結果，歯科金属アレルギーが疑われたため，当院を受診した（**図8b, c**）．

処置

パッチテストでHg, Ni, Au, Ag, Pd陽性となり，Hgを含む原因と疑われるアマルガム充填を除去した（**図7a, b**）．金属除去2週間後に症状が一時的に悪化し，歯科金属アレルギーが確定した（**図8e, f**）．金属除去2か月後に，症状の改善が認められた（**図8g, h**）．修復処置には，「Gルーティング」（ジーシー），「エステニア」を一定期間口腔内に仮着し，症状が悪化しないことを確認した後で使用した（**図7c, d**）．

注目点

金属除去後に症状が悪化するときに，パッチテストの貼付部位も同時に悪化することがある（**図8a, d**）．

乾癬

患者　24歳，男性

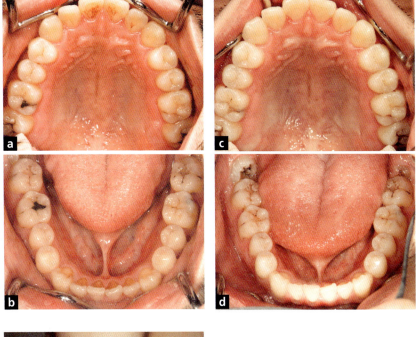

図7a, b　初診時の口腔内．
図7c, d　「Gルーティング」（ジーシー），「エステニア」にて修復．

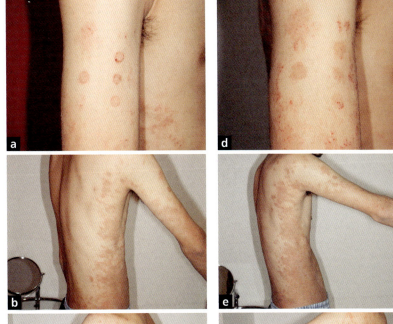

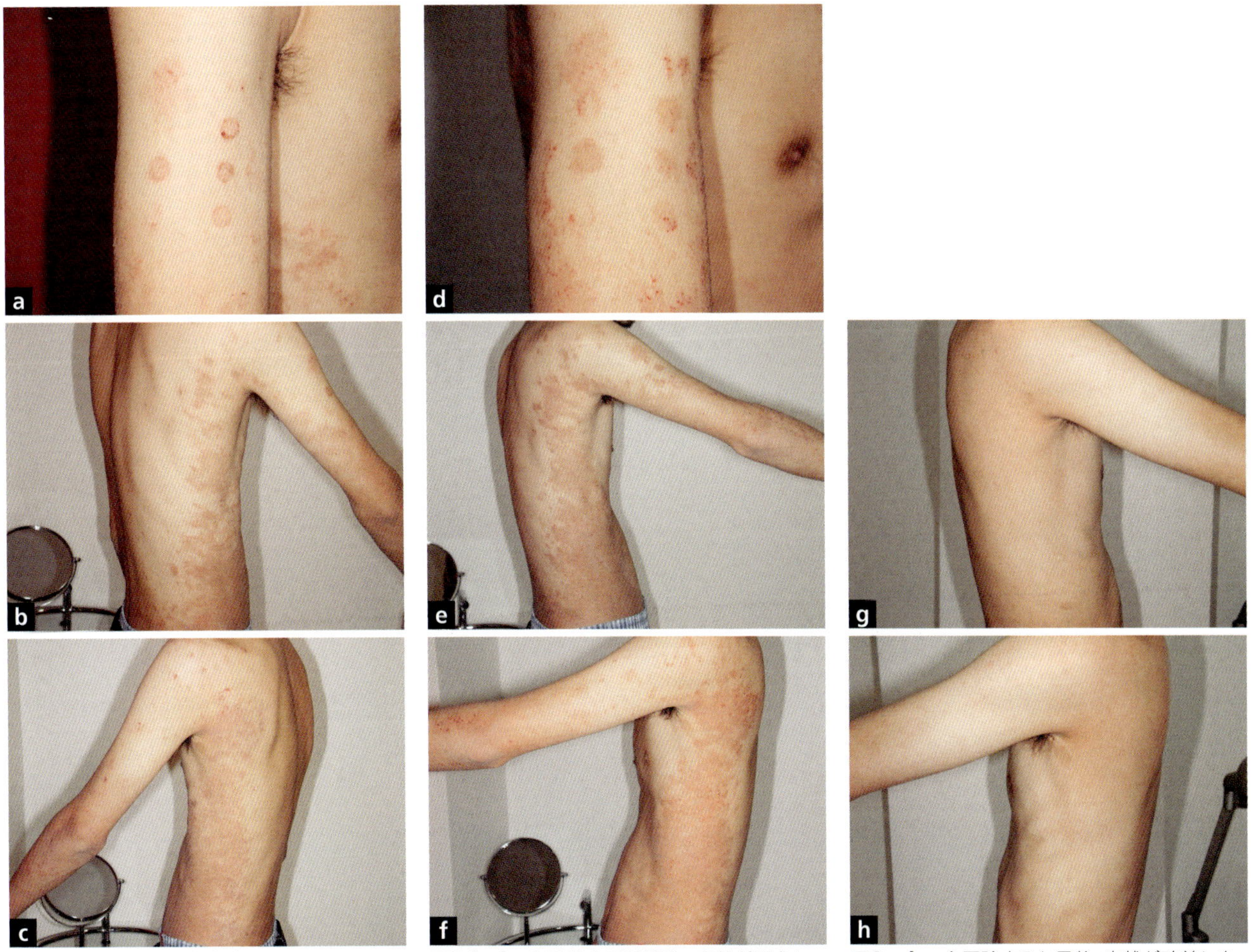

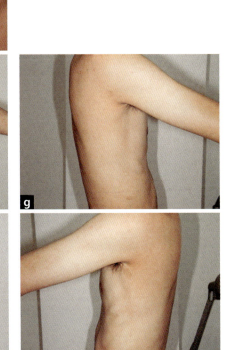

図8a〜c　初診時の上半身．
図8d〜f　金属除去2週間後，症状が悪化し，パッチテスト貼付部位も悪化した．
図8g, h　金属除去2か月後，症状が改善した．

PART 2　歯科金属アレルギーの治療のフロー

6-6　にきび

患　者　42歳，女性
現病歴
　22歳のとき，にきびを発症し，皮膚科に通院するも症状は改善しなかった．42歳のときに，知人から歯科金属アレルギーのことを聞き，アレルギー専門医を受診した．そこで，アレルギー検査を行い，歯科金属アレルギーが疑われたため，当院を受診した（**図10a, b**）．

にきび

患　者　42歳，女性

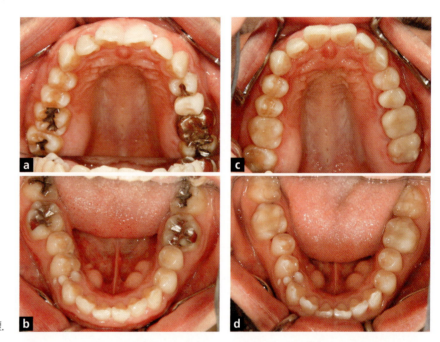

図9a, b　初診時の口腔内．
図9c, d　「パナビア」「エステニア」にて修復．

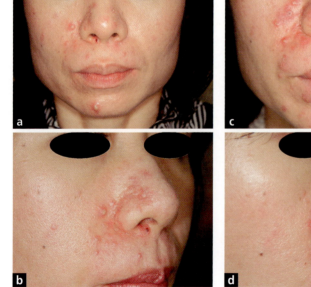
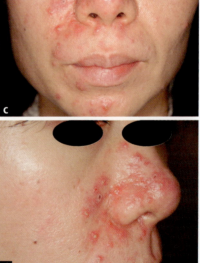
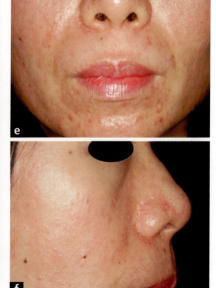

図10a, b　初診時の顔貌．
図10c, d　金属除去3日後，症状が悪化した．
図10e, f　金属除去9か月後，症状が改善した．

既往歴

20歳のとき運動で走った後に蕁麻疹を生じ，その後，喉が苦しく締めつけられるような感じになり，病院でクインケ浮腫との診断を受けた．

処置

パッチテストでHg，Ag，Pd陽性，リンパ球幼若化試験でNi陽性となり，Hg，Ag，Pdを含む原因と疑われる口腔内金属（**図9a，b**）を除去した．金属除去3日後に症状が悪化し，歯科金属アレルギーが確定した（**図10c，d**）．金属除去9か月後に，症状の改善が認められた（**図10e，f**）．修復処置には，「パナビア」「エステニア」を一定期間口腔内に仮着し，症状が悪化しないことを確認した後で使用した（**図9c，d**）．

注目点

歯科金属アレルギーの症状として，にきびは5番目に多い疾患である．例えば，チョコレート（Niを多く含む）を食べたときに，にきび様の症状がでれば，Niアレルギーの可能性を疑うことができる．

6-7 口腔扁平苔癬

患者 48歳，女性

現病歴

47歳のとき下口唇にびらんを発症し，48歳のときには両側頬粘膜扁平苔癬にも気づいた．口腔扁平苔癬については，生検にて悪性でないことを確認した．その後も症状は軽減しないため，歯科金属アレルギーを疑い，専門医にてアレルギー検査を行った．その結果，口腔内の金属が陽性であることが確認されたため，歯科金属アレルギー治療を希望し，当院を受診した（**図12a，b**）．

処置

パッチテストでAu，In，Sn，Co，Mn，Zn陽性となり，Au，In，Snを含む原因と疑われる口腔内金属（**図11a，b**）を除去した．金属除去1週間後に症状が一時的に悪化し，歯科金属アレルギーが確定した（**図12c，d**）．金属除去4か月後に，症状の改善を認めた（**図12e，f**）．修復処置には，「Gルーティング」「グラディア」（ともに

口腔扁平苔癬・下口唇びらん

患者 48歳，女性

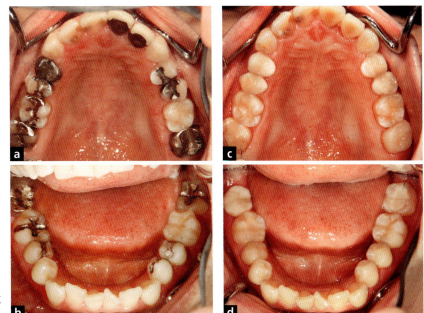

図11a，b 初診時の口腔内．
図11c，d 「Gルーティング」「グラディア」にて修復．

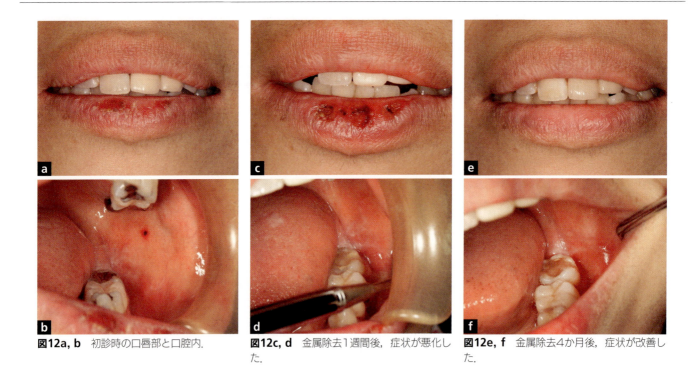

図12a, b　初診時の口唇部と口腔内.

図12c, d　金属除去1週間後，症状が悪化した．

図12e, f　金属除去4か月後，症状が改善した．

ジーシー）を一定期間口腔内に仮着し，症状が悪化しないことを確認した後で使用した（**図11c, d**）．

注目点

　歯科金属アレルギーの症状としては，口腔領域に発症することは非常に少ない．しかし，患者にしてみると口腔領域に発症すれば，歯科金属との関連を疑いやすいため，自ら歯科金属アレルギーを疑って来院すること多くなる．この症例は口腔内において，金属除去後の症状悪化が確認できた珍しい症例である．

6-8　脱毛

患者　32歳，女性

現病歴

　小児期に，アトピー性皮膚炎を発症した．18歳になって，症状が悪化したためステロイド外用を開始した．ところが，20歳になっても症状が改善しないため，ステロイド外用を中止した．29歳のときに手の皮膚炎が悪化し，さらに脱毛も始まった．32歳になって，症状が急激に悪化した．主治医より歯科金属アレルギーの可能性を指摘され，専門医にてアレルギー検査を行った．その結果，歯科金属アレルギーが疑われたため，当院を受診した（**図14a, b**）．

処置

　リンパ球幼若化試験でHg，Ni，Auが陽性となり，Hg，Auを含む原因と疑われる口腔内金属（**図13a, b**）を除去した．**金属除去1週間後に症状が一時的に悪化し，歯科金属アレルギーが確定した（図14c, d）**．金属除去11か月後に，症状の改善が認められた（**図14e, f**）．修復処置は，症状がまだ不安定なため，患者の希望により仮歯の状態で経過観察を行っている（**図13c, d**）．

注目点

　この症例では，症状の改善まで約11か月を要した．**ステロイドや免疫抑制剤の使用期間が長いほど，改善までの時間が長くかかる傾向がある．**

脱毛

患者　32歳，女性

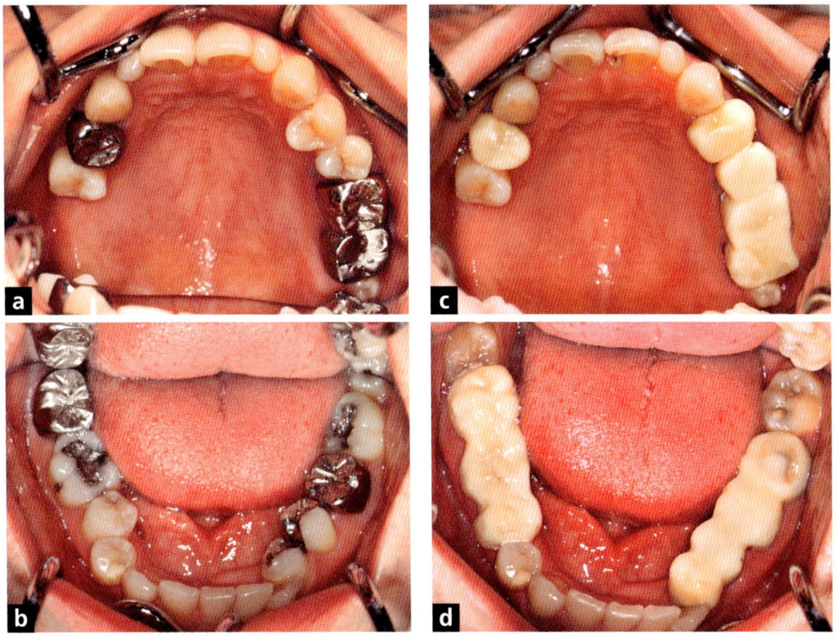

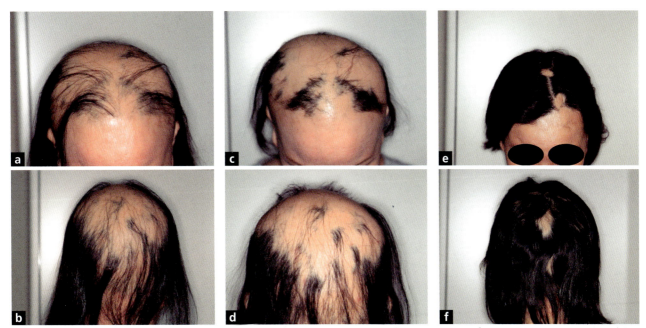

図13a, b　初診時の口腔内．
図13c, d　テンポラリークラウンを装着．

図14a, b　初診時の頭部．
図14c, d　金属除去1週間後，症状が悪化した．
図14e, f　金属除去11か月後，症状が改善した．

参考文献

1. Fregert S, et al. Transaction of St. John's hospital. Dermatological Society 1969；55:17035.
2. Christensen OB, Moller H. Contact Dermatitis 1. 1975:136-141.

CHAPTER 7
被疑原因金属を除去したのに，なかなか症状が改善しないのはなぜ？

PART 2 歯科金属アレルギーの治療のフロー

7-1 症状が改善しないのには，どんな理由があるのか？

　被疑原因金属（アレルギー検査で陽性を示した金属）を除去したのに，症状がなかなか改善しないことがある．もちろん，アレルギー検査が陽性ということは，感作を示しているのであって，被疑金属除去後に症状が改善し，初めて原因と確定することは前述したとおりである．

　ここでは「被疑原因金属は原因である」との前提にたって，それでも症状が改善しない場合には，どんな理由があるのかを考えてみたい．

7-2 理由① ピアス

患者　22歳，女性
主訴　アトピー性皮膚炎
現病歴

　6歳のとき，アトピー性皮膚炎を発症した．21歳のときにダイエット始めたことで，症状が急激に悪化し，ステロイド外用を開始した．しかし，その後も症状が改善しないため，アレルギー専門医を受診し，アレルギー検査の結果，歯科金属アレルギーが疑われたため，当院を受診した（**図2a, b**）．

処置

　リンパ球幼若化試験でHg，Niが陽性となり，Hgを含む原因と疑われるアマルガム充填（**図1a, b**）を除去した．金属除去4か月後に，症状が改善した（**図2c, d**）．修復処置には，「クリアフィル AP-X」（クラレノリタケデン

アトピー性皮膚炎

患者　22歳，女性

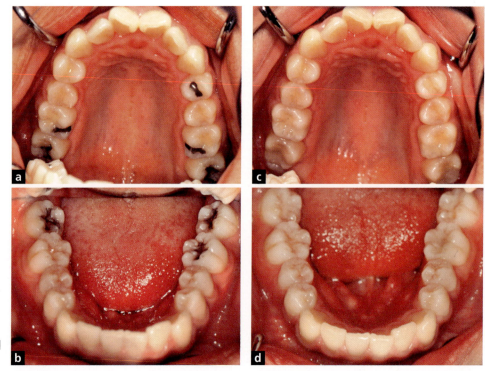

図1a, b　初診時の口腔内．
図1c, d　「クリアフィル AP-X」（クラレノリタケデンタル）充填．

タル）を 1 か所充填し，症状が悪化しないことを確認した後，残りすべての部位を「クリアフィル AP-X」で充填した（**図1c, d**）．

注目点

患者は，金属除去後に症状がやや改善したので，久しぶりにピアスをつけた．すると，その翌日から症状が急激に悪化した（**図2e, f**）．金属が体内に侵入する経路は，歯科金属からだけではなく，ピアスなどのような金属の装飾品からも考えられる．

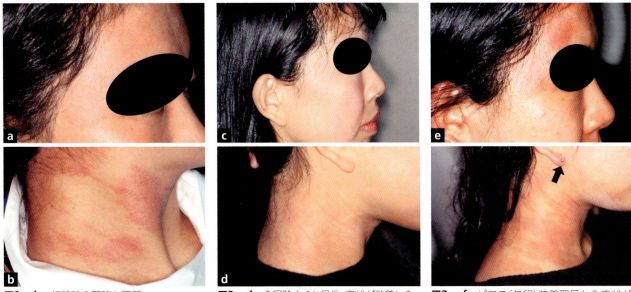

図2a, b 初診時の顔貌と頸部．
図2c, d 金属除去4か月後，症状が改善した．
図2e, f ピアス（矢印）装着翌日から症状が悪化した．

7-3　理由②　仕事場の金属粉

患者　32歳，男性
主訴　顔の湿疹
現病歴

13歳のときアトピー性皮膚炎を発症し，ステロイド外用を開始した．25歳のとき，症状が軽減したため，ステロイド外用を中止した．31歳のとき，歯科治療後に顔に湿疹が発症した．その後も，症状が改善しないため，アレルギー専門医を受診し，アレルギー検査の結果，歯科金属アレルギーが疑われたため，当院を受診した（**図4a**）．

処置

リンパ球幼若化試験で Hg，Ni，Au が陽性となり，また歯科処置後から発症したことより，Au を含むと疑われる金属（**図3a, b**）を除去した．金属除去3か月後に，症状が改善した（**図4b**）．修復処置には，レジンセメントシステム「クラパール」（クラレノリタケデンタル），硬質レジン「グラディア」（ジーシー）を一定期間口腔内に仮着し，症状が悪化しないことを確認した後で使用した（**図3c, d**）．

注目点

この患者は，**図4d** のような金属を削る仕事を不定期に行っており，その度に，顔の症状が悪化した（**図4c**）．このように，空気中からも金属が体内に侵入することがある．

PART 2　歯科金属アレルギーの治療のフロー

顔の湿疹

患者　32歳，男性

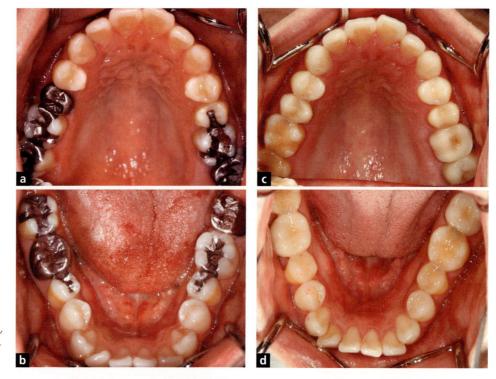

図3a, b　初診時の口腔内.
図3c, d　「クラパール」（クラレノリタケデンタル），「グラディア」（ジーシー）にて修復.

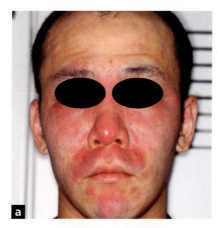
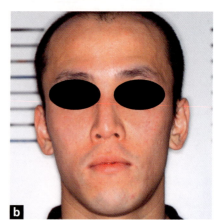

図4a　初診時の顔貌.
図4b　金属除去3か月後，症状が改善した.

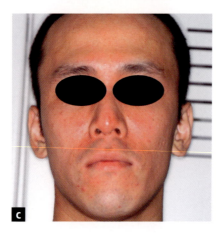
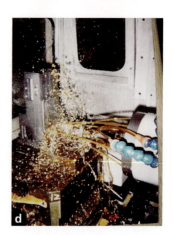

図4c, d　金属を削る仕事をすると，症状が悪化する.

7-4 理由③ 石塑粘土

患者 58歳，女性
主訴 慢性蕁麻疹
現病歴

57歳のとき歯科医院で下顎左側臼歯部の治療を受けてから，体中に蕁麻疹が生じるようになった．当時の主治医に下顎左側臼歯部のブリッジを除去してもらうも，症状は改善しなかった．その後アレルギー専門医を受診し，アレルギー検査を受け，歯科金属アレルギーが疑われたため，当院を受診した（**図6a, b**）．

処置

パッチテストでHg，Ni，Pd，Cuに陽性，リンパ球幼若化試験ではPdが陽性となり，Pd，Cuを含む原因と疑われる口腔内金属（**図5a, b**）を除去した．金属除去1か月後に症状は軽減した（**図6c, d**）．ところが，趣味の人形作りで，石塑粘土を使用したところ症状が悪化した（**図6e, f**）．確認のため，石塑粘土のパッチテストを行ったところ陽性を示したため，石塑粘土の使用を中止した．その後症状は改善し，石塑粘土にも反応することが判明した（**図6g, h**）．修復材料として，「クラパール」「エステニア」を一定期間口腔内に仮着し，症状が悪化しないことを確認した後で使用した（**図5c, d**）．

注目点

当院に来院する前から，人形作りの趣味で，石塑粘土は使用していた．しかし，当時はつねに蕁麻疹の症状があったため，石塑粘土に反応することには気づかなかった．ところが，口腔内金属を除去して症状が改善したため，以前は気づかなかった石塑粘土にも反応することがわかった．このように，歯科金属アレルギー治療をきっかけに，今まで気づかなかったアレルゲンに気づくことがある．

慢性蕁麻疹

患者 58歳，女性

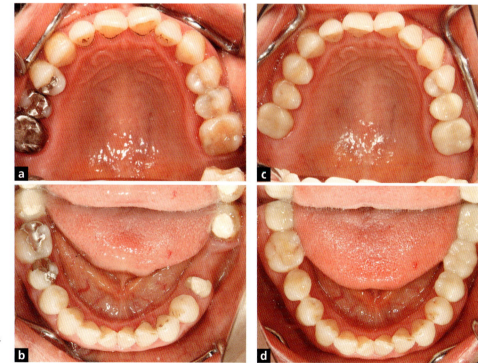

図5a, b 初診時の口腔内．
図5c, d 「クラパール」「エステニア」にて修復．

PART 2 歯科金属アレルギーの治療のフロー

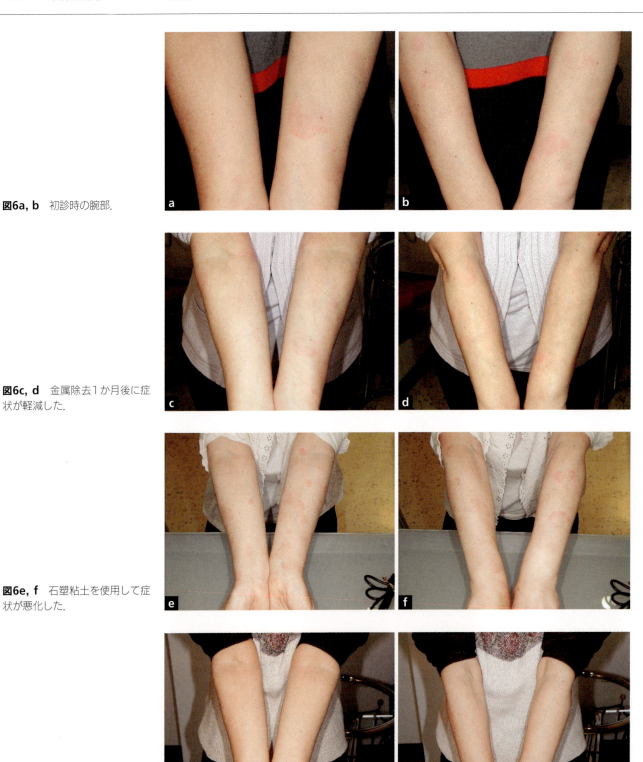

図6a, b 初診時の腕部.

図6c, d 金属除去1か月後に症状が軽減した.

図6e, f 石塑粘土を使用して症状が悪化した.

図6g, h 石塑粘土の使用を中止し，症状が改善した.

7-5 理由④ 日焼け止め

顔の湿疹

患者 56歳，女性

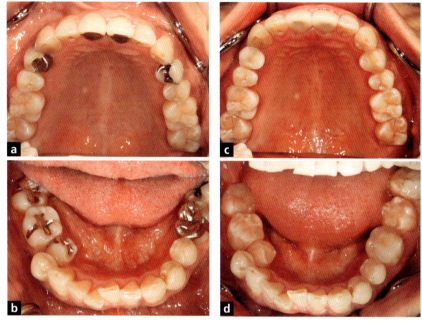

図7a, b 初診時の口腔内．
図7c, d 「クラパール」「エステニア」にて修復．

患者 56歳，女性
主訴 顔の湿疹
現病歴
　42歳のとき眼瞼が腫れ，ステロイド外用で症状は軽減した．50歳のときに，顔の皮膚炎が再発するも，ステロイド使用せずに改善した．56歳のときには，顔の皮膚炎が急激に悪化し，ステロイド外用および内服を開始するも，症状は改善しなかった．その後，知人の紹介

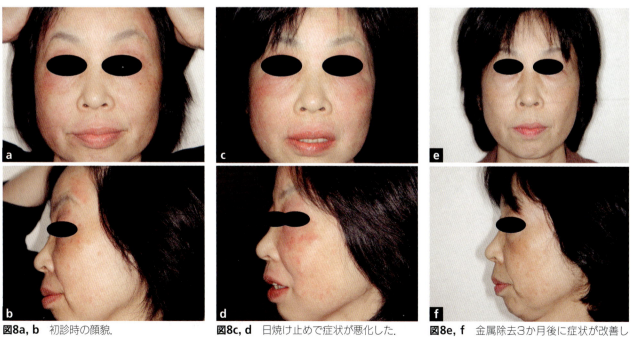

図8a, b 初診時の顔貌．
図8c, d 日焼け止めで症状が悪化した．
図8e, f 金属除去3か月後に症状が改善した．

PART 2 歯科金属アレルギーの治療のフロー

でアレルギー専門医を受診した．そこで，アレルギー検査を受け，歯科金属アレルギーが疑われたため，当院を受診した（図8a, b）．

処置

パッチテストでAu，Pdに陽性となり，Au，Agを含む原因と疑われる口腔内金属（図7a, b）を除去した．ところが，症状がやや改善してきたときに，日焼け止めを使用し，症状が急激に悪化し，日焼け止めの使用を中止すると1週間ほどで症状が軽減し，日焼け止（酸化チタンなど）めのアレルギーがわかった（図8c, d）．その後，金属除去3か月後に，症状も改善した（図8e, f）．修復材料として，「クラパール」「エステニア」を一定期間口腔内に仮着し，症状が悪化しないことを確認した後，使用した（図7c, d）．

注目点

紫外線も皮膚炎によくないため，紫外線対策を行うことは推奨される．しかし，この症例のように，日焼け止め（酸化チタンなど）に反応することもある．

7-6 理由⑤ ダニ

患者 30歳，女性
主訴 手の湿疹
現病歴

24歳のとき手に湿疹を発症し，ステロイドの外用で症状は軽減した．28歳のとき，出産後から手の湿疹が悪化し，ステロイド外用を開始した．しかし，症状は30歳になっても改善しないため，アレルギー専門医に転医し，アレルギー検査を受け，歯科金属アレルギーが疑われたため，当院を受診した（図10a, b）．

処置

パッチテストでNi，Au，Ag，Pd，Sn，Cu，Znに陽性，リンパ球幼若化試験でPdが陽性となり，Au，Ag，Pd，Sn，Cuを含む原因と疑われる口腔内金属（図9a, b）を除去した．金属除去3か月後に，症状が改善した（図10c, d）．しかし，同年10月頃から症状が悪化した（図10e, f）．翌年4月頃から症状改善するも，また10

手の湿疹

患者 30歳，女性

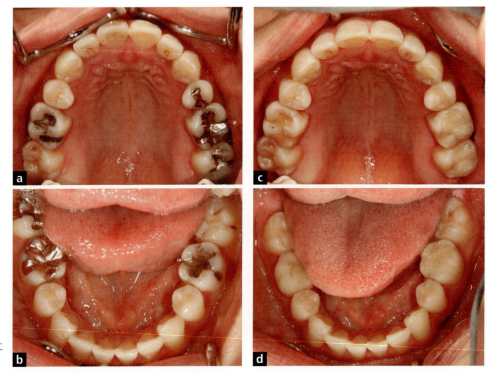

図9a, b 初診時の口腔内．
図9c, d 「パナビア」「エステニア」にて修復．

CHAPTER 7 被疑原因金属を除去したのに,なかなか症状が改善しないのはなぜ?

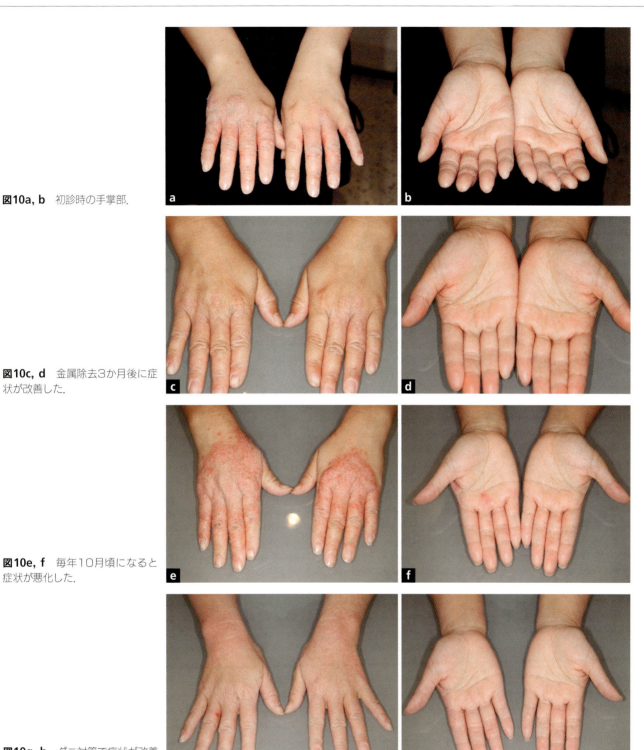

図10a, b　初診時の手掌部.

図10c, d　金属除去3か月後に症状が改善した.

図10e, f　毎年10月頃になると症状が悪化した.

図10g, h　ダニ対策で症状が改善した.

月頃になって症状が悪化した.2年続けて10月頃から症状が悪化したことから,ダニアレルギーを疑い,ダニ対策を行ったところ,1か月後に症状改善し,ダニアレルギーがわかった(図10g, h).その後,「パナビア」「エステニア」を一定期間口腔内に仮着し,症状が悪化しないことを確認した後で修復材料として使用した(図9c, d)

注目点

ダニは,アレルギーの原因になることが多いといわれている.アレルギー患者の多くは,複数のアレルギーの原因をもっている.この症例でも,歯科金属とダニに反応していた.

83

7-7 理由⑥　病巣感染

患者　38歳，男性
主訴　掌蹠膿疱症
現病歴
　36歳のとき掌蹠膿疱症を発症し，皮膚科にてステロイド外用を行うも効果がなかった．38歳のときに，通院している歯科医師から，歯科金属アレルギーの可能性を指摘され，当院を紹介され受診した（**図12a, b**）．

掌蹠膿疱症

患者　38歳，男性

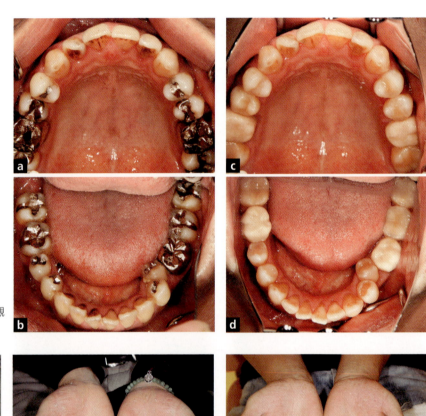

図11a, b　初診時の口腔内．
図11c, d　テンポラリークラウンにて経過観察．

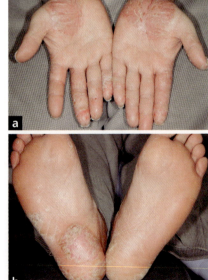
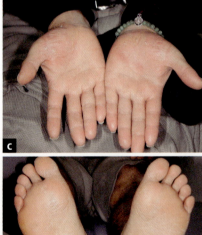
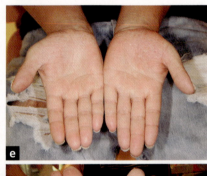
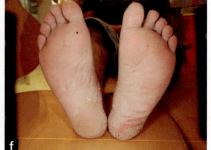

図12a, b　初診時の手掌部と蹠部．
図12c, d　金属除去8か月後，症状が軽減した．
図12e, f　扁桃腺除去6か月後，症状はさらに改善した．

処置

患者は，アレルギー検査を希望しなかった．しかし，以前より金属製の時計にかぶれることを経験しており，また歯科処置後に掌蹠膿疱症が悪化したことから，口腔内金属（**図11a, b**）を疑い，すべて除去した．また，金属除去から1か月後に2年間使用していたステロイドを中止した．金属除去8か月後に，症状は軽減した（**図12c, d**）．しかし，その後も，症状の悪化・軽減を繰り返すことから，扁桃腺による病巣感染も疑い，金属除去から4年3か月後に扁桃腺を除去した．すると，扁桃腺除去6か月後にさらに症状は改善した（**図12e, f**）．現在テンポラリークラウンにて経過観察を行っている（**図11c, d**）．

注目点

掌蹠膿疱症の原因としては，根尖病変，歯科金属，扁桃腺が知られている．歯科金属除去のみで，満足な結果が得られない場合には，他の原因も考える必要がある．

7-8 理由⑦　ステロイドの長期使用

患者　41歳，女性
主訴　四肢・体幹部の皮膚炎
現病歴

幼児期に，アトピー性皮膚炎を発症した．27歳のとき第一子出産後，首に皮膚炎を発症した．39歳になって手にも皮膚炎が発症し，ステロイド外用を始めるも症状は改善しなかった．41歳のときには，皮膚炎が上肢および全身に拡大した．その後アレルギー専門医に転医し，アレルギー検査の結果，歯科金属アレルギーが疑われたため，当院を受診した（**図14a, b**）．

処置

リンパ球幼若化試験でPdが陽性となり，パッチテストではAu, Ag, Pd, Cu, Sn, Tiが陽性となり，Au, Ag, Pd, Snを含む原因と疑われる口腔内金属（**図13a, b**）を除去した．金属除去から1か月後に，3年間使用していたステロイドを中止したところ，症状が急激

四肢・体幹部の皮膚炎

患者　41歳，女性

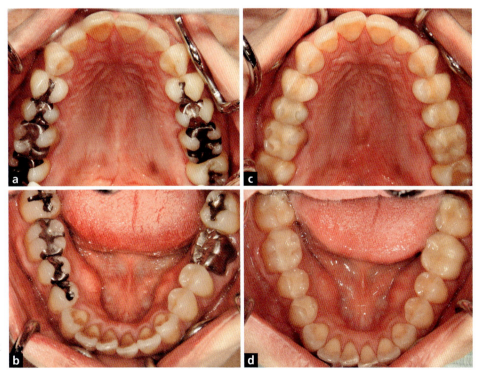

図13a, b　初診時の口腔内．
図13c, d　「パナビア」「エステニア」にて修復．

PART 2　歯科金属アレルギーの治療のフロー

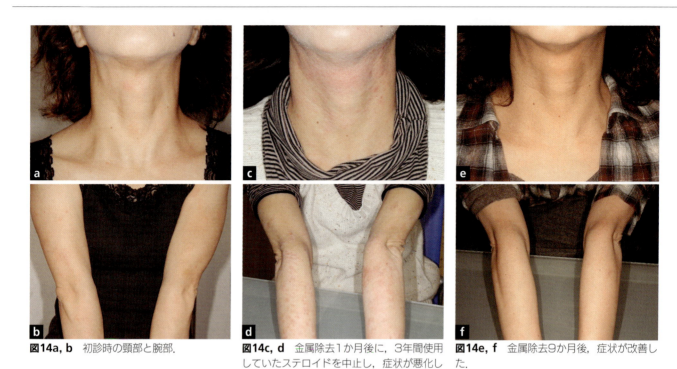

図14a, b　初診時の頸部と腕部.

図14c, d　金属除去1か月後に，3年間使用していたステロイドを中止し，症状が悪化した．

図14e, f　金属除去9か月後，症状が改善した．

に悪化した（**図14c, d**）．金属除去から9か月後に症状が改善した（**図14e, f**）．修復材料として，「パナビア」「エステニアを一定期間口腔内に仮着し，症状が悪化しないことを確認した後で使用した（**図13c, d**）．

注目点

　歯科金属アレルギーを疑って来院される患者のほとんどは，皮膚科でステロイドを使用している．歯科金属ア

レルギーを正確に確定するには，ステロイドなどの薬剤を使用せずに症状が改善することが必要である．よって，可能であれば，治療過程で，長期に使用していたステロイドを中止する．その際には，症状が急激に悪化し，しばらくそれが継続することがある．とくに，ステロイドの使用期間が長いほど，改善までの時間も長くかかる傾向がある．

7-9　summary

　被疑原因金属を除去したのに，なかなか症状が改善しない場合について，症例をとおして述べた．
①金属アレルギーの場合，金属が体内に侵入するルートは，歯科金属だけからでなく，いろいろなルートがあった．
②アレルギー患者は，金属以外のさまざまなものに反応

した．
③長期に使用していたステロイドを中止すると，症状が急激に悪化することがあった．

　これらのことを踏まえて，歯科金属が原因であるかどうかを見極めることは，困難であるがとても重要である．

CHAPTER 8

知っておきたい歯科金属(材料)アレルギー

PART 3　さまざまな歯科金属アレルギーの症例

8-1　さまざまな歯科材料でアレルギーは起こる

　歯科材料に求められるもっとも大事な性質は，力学的性質から生物学的性質へと変わってきた．安全性に対する社会的関心が高くなってきたことと無関係ではないだろう．もちろん，歯科材料は安全性を評価されたあとに市販される．しかし，その安全性はあくまで予測であり，実際に使用したときに副作用を生じる可能性はある．ましてや，アレルギー的側面まで考慮すると，すべての歯科材料がアレルギーを起こす可能性を否定できない．

　このCHAPTERでは，歯科金属以外にもさまざまな歯科材料でアレルギーが起こる例があることを供覧したい．

8-2　テンポラリークラウンによるアレルギー

患　者　50歳，女性
主　訴　乾癬
現病歴

　40歳のとき手の指に湿疹が発症し，ステロイド外用を開始した．45歳になり症状が全身に拡大したため，ステロイド外用を強いものにかえ，ステロイド内服を始めるも，症状は改善しなかった．その後，アレルギー専門医に転医し，アレルギー検査の結果，歯科金属アレルギーが疑われたため，当院を受診した（**図2a, b**）．

処　置

　リンパ球幼若化試験（LST）はHg，Niが陽性，Au，Ag，Pd，Inは陰性となり，パッチテスト（PT）ではPdのみが陽性であった．しかし，患者は18金の装飾品で激しい皮膚炎を起こす経験があり，口腔内の金属を原因と疑い，テンポラリークラウンに置き換えた（**図1a〜d**）．ところが，1か月後に主訴とは違う部位に皮膚炎が発症した（**図2c, d**）．その後も症状は改善しないため，テンポラリークラウンを原因と疑い，リンパ球幼若化試験を施行した．その結果，疑陽性を示したため，テンポラリークラウンを除去し，仮歯，仮詰めなど一切なにも使用しない状態にした（**図1e, f**）．

　それから3か月後に症状が改善したため，テンポラリークラウンのアレルギーが確定した（**図2e, f**）．金属除去から5か月後に主訴の症状も改善した（**図2g, h**）．修復材料としては，カルボン酸セメント「ハイーボンドカルボプラス」（松風），銀合金を口腔内に一定期間仮着し，症状の悪化がないことを確認し，セラミックスとともに使用した（**図1g, h**）．

注目点

　テンポラリークラウンのアレルギーが判明した症例であるが，アレルギー検査の結果は疑陽性であった．この症例のように，**過去に強いステロイドを長期に使用している場合などは，アレルギー検査の結果が明確でないこと**があるので，薬剤などの使用歴を考慮して，慎重に判断しなければならない．また，テンポラリークラウンにアレルギーがある場合には，歯科金属アレルギー治療は，非常に困難になることはいうまでもない．

テンポラリークラウンによるアレルギー　乾癬

患者　50歳，女性

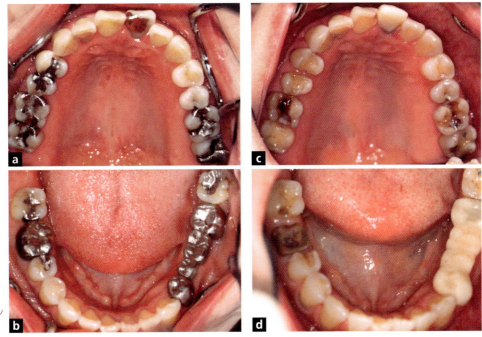

図1a, b　初診時．
図1c, d　テンポラリークラウンに置き換えた．

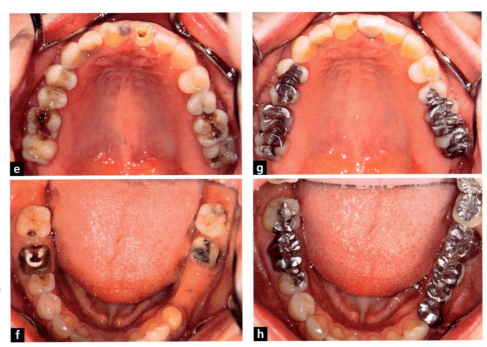

図1e, f　テンポラリークラウン除去．
図1g, h　カルボン酸セメント，銀合金，セラミックスを使用した．

PART 3　さまざまな歯科金属アレルギーの症例

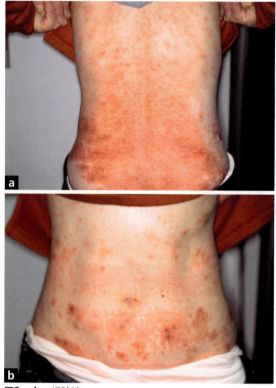

図2a, b　初診時.

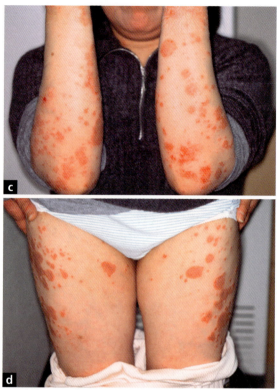

図2c, d　テンポラリークラウン装着1か月後，主訴とは違う部位に発症した.

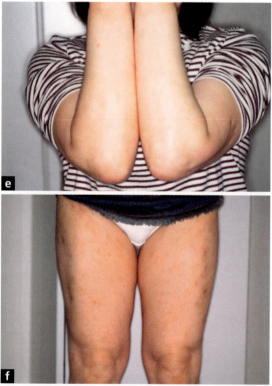

図2e, f　テンポラリークラウンの除去3か月後，症状が改善した.

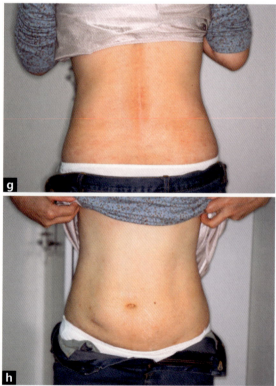

図2g, h　金属除去5か月後，主訴の症状が改善した.

8-3 化学物質過敏症

患　者　47歳，女性
主　訴　化学物質過敏症，顔面の皮膚炎
既往歴　子宮筋腫，ここ数年は更年期障害の不定愁訴のためプレマリン服用

現病歴

　37歳のとき，引っ越しをきっかけに化学物質過敏症（とくに臭いに過敏に反応）発症するも，当時は自然に消失した．42歳のときに，症状が再発するも前回と同様に自然消失した．45歳のとき，いちご摘みで熱中症にかかり，顔に皮膚炎が発症し，ステロイドでいったん軽減したものの，改善はしなかった．46歳のときには，皮膚炎と化学物質過敏症が悪化し，生活環境中の臭いに耐えきれなくなり，日常生活が困難となった．その後，アレルギー専門医を受診し，アレルギー検査の結果，歯科金属アレルギーが疑われたため，当院を受診した（**図4a, b**）．

処　置

　リンパ球幼若化試験で，Hg, Ni, Au, Ag, Pd, Ti が陽性となり，Hg, Au, Ag, Pd を含むと疑われる口腔内金属（**図3a, b**）を除去した．金属除去11か月後

化学物質過敏症

患者　47歳，女性

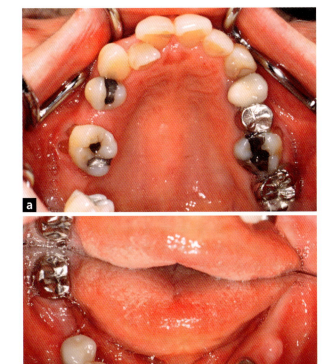

図3a, b　初診時．

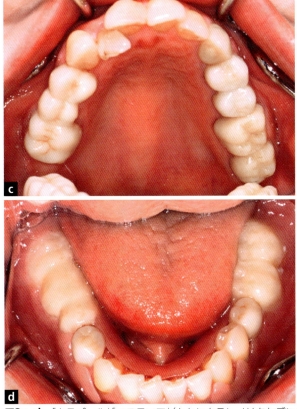

図3c, d　「クラパール」「エステニア」（ともにクラレノリタケデンタル），義歯にて修復．

に，症状が改善した(**図4c, d**)．修復材料として，レジンセメントシステム「クラパール」，硬質レジン「エステニア」(ともにクラレノリタケデンタル)を一定期間口腔内に仮着し，症状が悪化しないことを確認した後で使用した(**図3c, d**)．

注目点

化学物質過敏症は，口腔内の金属を除去したからといって治癒するわけではない．しかし，**歯科金属が増悪因子になっていることがあり，除去により症状の軽減が期待できる**．また化学物質過敏症の場合，患者の訴え(この症例では臭いに敏感)を主訴とするため，しばしば客観的な判断が困難になる．このような場合，主訴とともに，皮膚炎などのような客観的な症状をみつけておくことは，症状改善の指標となって，臨床上非常に役立つ．

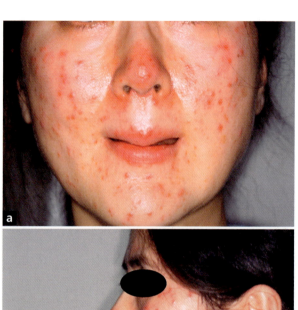
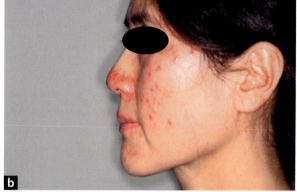

図4a, b 初診時．

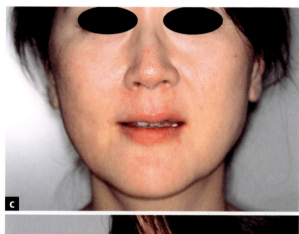
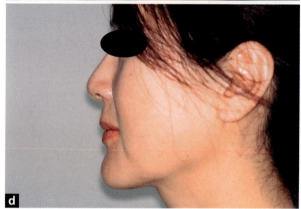

図4c, d 金属除去11か月後，症状が改善した．

8-4 ストレスが増悪要因

患　者　40歳, 男性
主　訴　乾癬
既往歴
　幼児期にのみ, 食物アレルギーを発症した. 中学のときに, 左手甲に湿疹を発症し, ステロイド外用を開始した. 大学生になって, 左手甲の症状は改善し, ステロイド外用を中止した.
現病歴
　40歳の5月頃 (2001年5月) に, 顎に皮膚炎が発症し, ステロイド外用を開始した. しかし, 症状は全身へと拡大悪化した. 同年10月に, 効果がないためステロイド外用を中止し, 漢方治療を開始した. その後, アレルギー専門医を受診し, アレルギー検査の結果, 歯科金属アレルギーが疑われたため, 当院を受診した (**図6a, b**).
処　置
　リンパ球幼若化試験で, Hg, Ni, Au, Pd が陽性となり, Hg, Au, Pd を含む原因と疑われる口腔内金属 (**図5a, b**) を除去した. 金属除去2日目に痒みが増悪した後, 10か月後 (2002年9月) に症状が改善した (**図6c, d**). 修復材料として, 「クラパール」「エステニア」, 銀

ストレスが増悪要因　乾癬

患者　40歳, 男性

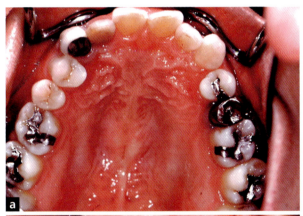
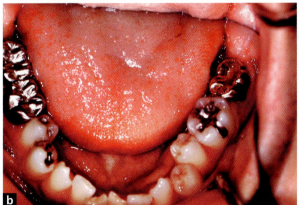

図5a, b　初診時.

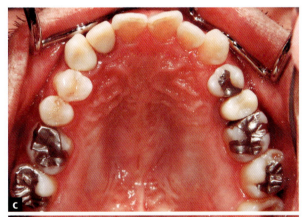
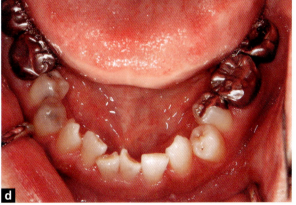

図5c, d　「クラパール」「エステニア」, 銀合金にて修復.

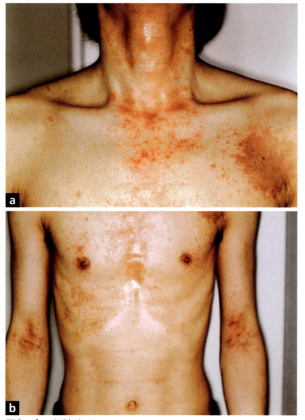

図6a, b　初診時.

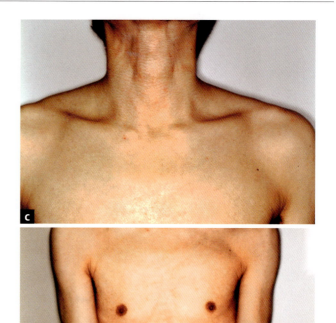

図6c, d　金属除去10か月後，症状が改善した．

合金を一定期間口腔内に仮着し，症状が悪化しないことを確認した後で使用した（**図5c, d**）．

注目点

　厚生労働省がまとめた医療保険の利用状況調査から，朝日新聞が推計したところによると（2013年8月22日朝日新聞朝刊），2008年のリーマンショック後から2011年までの3年間で，心の病の受診数が2割増加したことがわかった．

　この症例も，2002年に症状が改善してから，その後経過は良好であったが，2008年9月のリーマンショック後に早期退職を余儀なくされ，2009年2月から突然症状が悪化した（**図7a, b**）．2010年10月に症状は最悪となった（**図7c, d**）．その後，同年12月頃より症状は徐々に軽減し始めた（**図7e～h**）．この症例では，リストラという**強いストレスが増悪因子**としてはたらき，症状が悪化したのかもしれない．

CHAPTER 8　知っておきたい歯科金属（材料）アレルギー

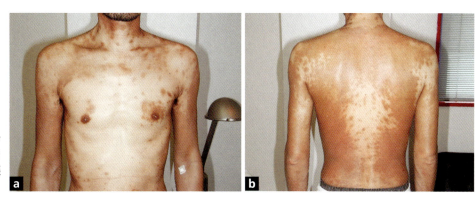

図7a, b　2009年6月．リーマンショック（2008年9月）により早期退職を余儀なくされ，7年振りに症状が悪化．

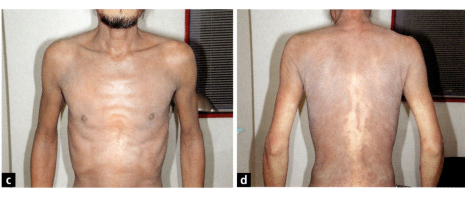

図7c, d　2010年10月．症状最悪．

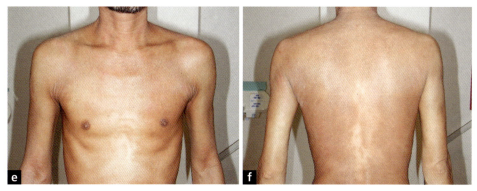

図7e, f　2010年12月．徐々に症状軽減．

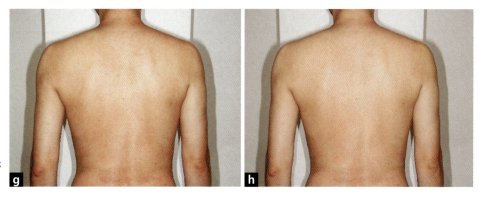

図7g, h　2013年3月．症状が改善した．

PART 3　さまざまな歯科金属アレルギーの症例

8-5　チタン修復・補綴処置による感作とアレルギー反応

峯　篤史
大阪大学大学院歯学研究科クラウンブリッジ補綴学分野

　歯科金属によるアレルギー疾患は，1928年 Fleischmann が最初に報告[1]して以来，各国で多数報告されている[2,3]．筆者らも2000年に，歯科金属と難治性アトピー性皮膚炎との関連性を検討し，難治性アトピー性皮膚炎の原因として歯科金属アレルギーが深く関与していることを報告した[4]．一方，チタンによるアレルギーの報告は，チタンを除去することにより症状が改善したことだけから，チタンアレルギーを疑っている報告がほとんどであった．

　チタンはそのすぐれた耐食性・生体適合性により[5]，1970年代からペースメーカーや人工関節などの生体用金属材料・医療用金属として広く利用されている．歯科領域においても，チタンは歯科金属アレルギー治療の代替材料[6~10]として，また歯科インプラントとして使用される機会も急速に増加している．しかしながら，チタンが医療用金属として使用されてから約10年後の1980年代半ばから，チタンに感作されたと疑われる症例が報告され始めている[11,12]．

患　者　33歳，女性

主　訴　手指の掻痒症（**図8**）
既往歴
　ネックレスでかぶれる以外は，全身疾患やアトピー性皮膚炎の既往はない．
現病歴
　10年におよぶ手指の痒みがある．それは気温の変化時や入浴時にとくに強く痒みを生じていた．患者は以前よりネックレスでかぶれることから金属アレルギーを疑い，某アレルギー科を受診した．そこでリンパ球幼若化試験を行い，HgおよびAgに陽性を示したため，歯科金属アレルギーを疑い当院に紹介された．**図9**に初診時の口腔内所見を，**図10**に初診時のパノラマエックス線所見を示す．
全血球計算値および尿検査　正常
リンパ球幼若化試験
陽性：Hg（971％），Ag（191％），
陰性：Au（173％），Pd（114％），In（72％），Ti（107％）

チタン修復・補綴物による感作とアレルギー反応

患者　33歳，女性

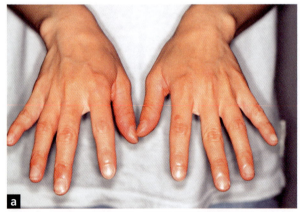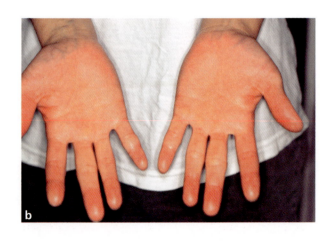

図8a, b　初診時の皮膚症状．主訴は手指の掻痒症であった．

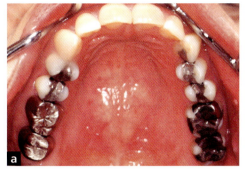
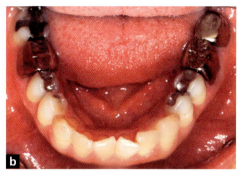

図9a, b 初診時の口腔内所見.
修復・補綴装置は以下のとおり.
アマルガム充填：5̲4̲｜3̲4̲5̲,
5̲4̲｜4̲5̲
メタルインレー：｜6̲7̲, 7̲｜
全部鋳造冠：7̲6̲｜, 6̲｜6̲7̲

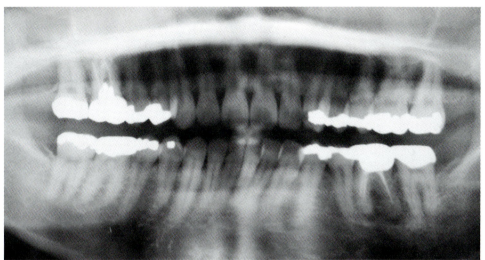

図10 初診時パノラマエックス線所見.17歯に修復・補綴装置を認め,6̲｜部にはメタルコアが装着されている.

金属除去，チタンを使用した修復・補綴処置

まず，リンパ球幼若化試験で陽性であったHg, Agが，症状の原因である可能性を疑い，前主治医に口腔内使用金属の成分を確認した．そしてHg, Agを含む口腔内金属を，患者の同意のうえ除去した．2か月後に症状の改善を認めたことにより（**図11**），Hg, Agによる歯科金属アレルギーが確定した．その後，リンパ球幼若化試験で陰性であったチタン（ASTM grade 2 high-purity titanium〔99.6％〕）を使用して修復・補綴処置を行った（**図12**）．

金属除去

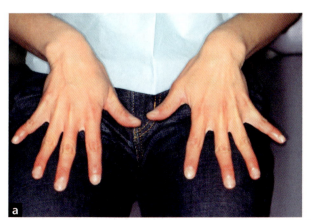
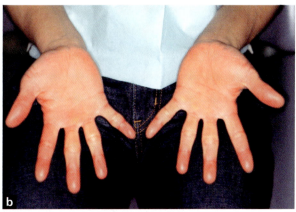

図11a, b 口腔内金属除去後の皮膚症状．リンパ球幼若化試験で陽性であったHgおよびAgを含むすべての修復・補綴装置を除去し，2か月後に搔痒症が改善した．これにより，口腔内金属による金属アレルギーが確定した．

PART 3　さまざまな歯科金属アレルギーの症例

チタンを使用した修復・補綴処置

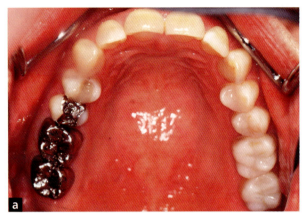
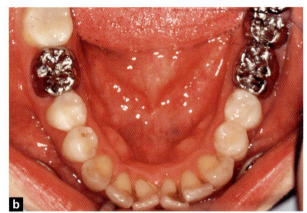

図12a, b　修復・補綴治療後口腔内所見．症状が改善した後，レジンとリンパ球幼若化試験で陰性のTiを用いて修復・補綴処置を行った．
レジン充填：3̲|
レジンインレー：4̲|4̲5̲6̲7̲, 7̲5̲|4̲5̲
Tiインレー：5̲|
Ti冠：7̲6̲|, 6̲|6̲7̲
レジンコア：6̲|

チタンへの感作と除去

　チタンを口腔内に使用してから9か月後，頚部に湿疹が出現した（**図13**）．その後も症状は悪化したため，チタンに対して再度リンパ球幼若化試験を行った．その結果，リンパ球幼若化試験が陽性 **Ti(66.9%)** となり，チタンへの感作を確認した．よって頚部の皮膚症状は，チタンアレルギーによるものと判断のうえ，口腔内からすべてのチタンを除去し，即時重合レジンに置き換えた（**図14**）．除去3か月後に皮膚症状の改善を認め，チタンアレルギーが確定した（**図15**）．

> ### チタンの腐蝕・アレルギーはある
>
> 　この症例では，口腔内使用によるチタンへの感作とそれによるアレルギー反応が証明された．
>
> 　金属アレルギーの原因検索のためには，一般的にはパッチテストが用いられるが，パッチテストは汗をかく季節には実施が困難であり，false-positive（刺激反応）の誘導や検査の施行で感作を起こしたり，症状が悪化したりする可能性がある．またチタンに関しては，使用する金属塩の種類と濃度，あるいは使用する基剤（水溶性

チタンへの感作

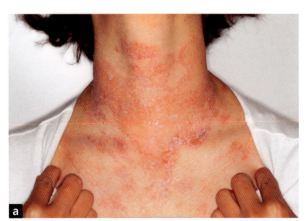
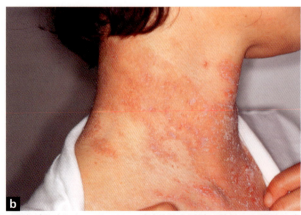

図13a, b　修復・補綴治療後，頚部に症状発症．Ti使用9か月後，頚部に湿疹が発症した．Tiのリンパ球幼若化試験は陰性から陽性に変化した．

チタンの除去

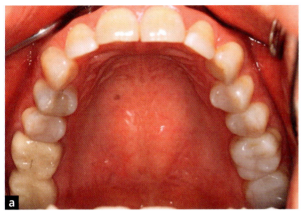
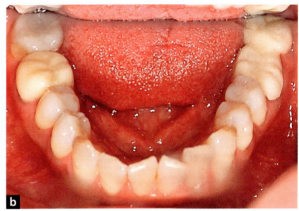

図14a, b Tiを除去した口腔内所見．Tiを除去し，即時重合レジンに置き換えた．
レジンインレー：5|
即時重合レジン冠：76|，6|67

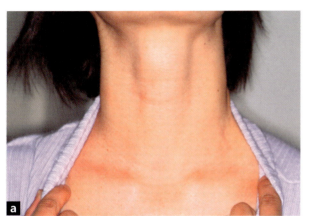
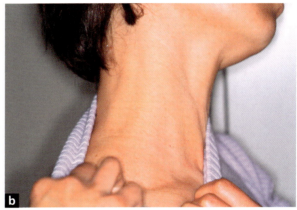

図15a, b チタン除去後に症状が改善した．Ti除去3か月後に皮膚症状の改善を認めたことにより，チタンアレルギーが確定した．

かグリセリン軟膏か）によって結果が変わるという報告もあり，パッチテストを行うことは基本的に難しい．

一方，リンパ球幼若化試験は，チタン過敏症も含む，金属過敏症の検査として有効であるとする報告がある[14〜16]．これらのことも含めてパッチテストとリンパ球幼若化試験について説明したところ，本患者はリンパ球幼若化試験を行うことを希望した．

リンパ球幼若化試験でチタンが陰性であることを確認した後，口腔内に使用した．ところが，チタン冠装着後9か月に頸部の皮膚症状が出現した．そこで再度リンパ球幼若化試験を施行したところ，驚くべきことにチタンの反応は陽性に変化していた．このことは，チタンを口腔内で9か月使用したことによりチタンに感作したことを証明している．

かつてチタンはその良好な耐食性から金属アレルギーの原因になる可能性がきわめて少ないと考えられていた[15]．しかし，擬似体液中においてチタン表面の膜が壊されたときには，予想以上にチタンイオンが溶出することや[17]，酸性のフッ素存在下では，チタンの応力腐食割れが促進されることも知られている[18]．さらに鋳造チタンは，切削加工されたチタンよりも腐食しやすいことも報告されている[19]．このことから，チタンが口腔内で使用されることにより，チタンに感作することは容易に想像できる．さらに本症例では，チタンに感作したことを確認した後にチタンを口腔内から除去したことにより，皮膚症状は改善した．これは頸部の皮膚症状が口腔内のチタンによるアレルギーであることを，明らかに示したものである．

PART 3　さまざまな歯科金属アレルギーの症例

注目点

口腔内に使用したチタンにより，感作およびアレルギー反応を惹起した症例を経験した．われわれ歯科医師も，チタンの口腔内使用による感作の可能性を頭に置く必要がある．

＊より詳しく知りたい方は
Ko N, Mine A, Egusa H, Shimazu T, Ko R, Nakano T, Yatani H. Allergic reaction to titanium-made fixed dental restorations : A clinical report. J Prosthodont 2014; 23: 501-503.
を参照下さい．

8-6　インプラントによるアレルギー

患　者　50歳，女性
主　訴　顔面の湿疹
現病歴

48歳のとき，下顎総義歯が不安定なため，下顎に2本のインプラントを植立した．ところが，植立1週間後から顔面下部に赤い発疹が生じ，しだいに顔全体に拡大した．その後も症状が改善しないため，アレルギー専門医を受診し，アレルギー検査を受け，歯科金属アレルギーが疑われたため，当院を受診した（**図17a, b**）．

処　置

インプラントのフィクスチャーは，純チタン性（99.64% grade 1）であった．リンパ球幼若化試験では，Hg, Ni, Ti が陽性となり，口腔内のインプラントを含めた金属が原因と疑われた（**図16a, b**）．はじめに，フィクスチャー以外の金属をすべて除去した．しかし，症状は改善しないため，インプラントの主治医によって，フィクスチャーをトレフィンバーにて除去してもらった（**図16c, d**）．1週間後に，顔面の症状が一時的に悪化し，インプラントによるアレルギーが確定した（**図17c, d**）．

▍インプラントによるアレルギー　顔面の湿疹

患者　50歳，女性

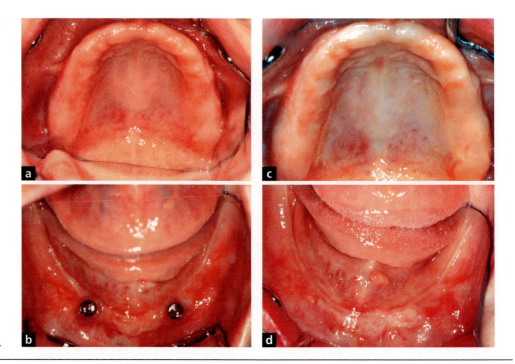

図16a, b　初診時．
図16c, d　インプラント除去．

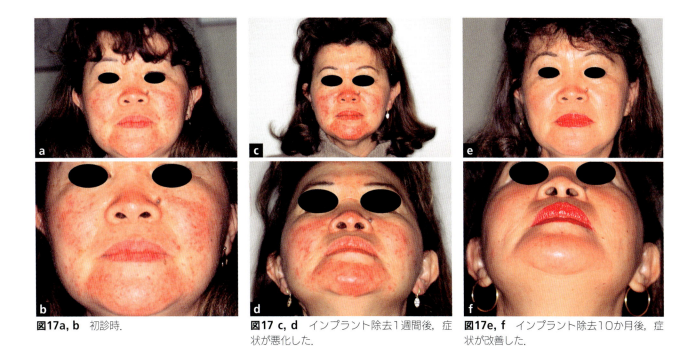

図17a, b 初診時．

図17 c, d インプラント除去1週間後，症状が悪化した．

図17e, f インプラント除去10か月後，症状が改善した．

その後，10か月たって症状の改善を認めた（**図17e, f**）．

注目点

現在，インプラントの使用頻度は増加している．よって，今後それにともないインプラントによるアレルギーも増加することが予想される．インプラントによるアレルギーが発症した場合には，フィクスチャーを除去しなければならないが，簡単なことではない．今回の症例で，フィクスチャーを除去したときに，顔面の症状が一時的に悪化したことは興味深い現象である．

参考文献

1. Fleischmann P. Zur Frage der Gefahrlichkeit kleinster Quecksilbermengen. Dtsch Med Wochenschr 1928; 54: 304.
2. Thomson J, Russell JA. Dermatitis due to mercury following amalgam dental restorations. Br J Dermatol 1970; 82: 292-297.
3. Lundstrom IM. Allergy and corrosion of materials in patients with oral lichen planus. Int J Oral Surg 1984; 13: 16-24.
4. 高永和，高恵理子，清水恒敏ら．アトピー性皮膚炎患者における歯科金属除去による：臨床症状の変化に関する研究．日補綴誌 2000; 44: 658-662.
5. Williams DF. Titanium as a metal for implantation. Part 2: biological properties and clinical applications. J Med Eng Technol 1977; 1: 266-270.
6. Hensten-Pettersen A. Casting alloys; side-effects. Adv Dent Res 1992; 6: 38-43.
7. Kononen M, Rintanen J, Waltimo A. Titanium framework removable partial denture used for patient allergic to other metals: a clinical report and literature review. J Prosthet Dent 1995; 73: 4-7.
8. Hamula DW, Hamura W, Sernetz F. Pure titanium orthodontic brackets. J Clin Orthod 1996; 30: 140-144.
9. Kim H, Johnson JW. Corrosion of stainless steel, nickel-titanium, coated nickel-titanium, and titanium orthodontic wires. Angle Orthod 1999; 69; 39-44.
10. Harzer W, Schroter A, Gedrange T, et al. Sensitivity of titanium brackets to the corrosive influence of fluoride-containing toothpaste and tea. Angle Orthod 2001: 71; 318-323.
11. Peter MS, Schroeter AL, van Hale HM, et al. Pacemaker contact sensitivity. Contact Dermat 1984: 11; 214-218.
12. Labor PA, Revell PA, Gray AB, et al. Sensitivity to titanium. A cause of implant Failure? J Bone Joint Surg British 1991: 73; 25-28.
13. Egusa H, Ko N, Shimazu T, et al. Suspected association of an allergic reaction with titanium dental implants : clinical report. J Prosthet Dent 2008; 100: 344-347.
14. Valentine-Thon E, Schiwara HW. Validity of MELISA for metal sensitivity testing. Neuro Endocrinol Lett 2003; 24: 57-64.
15. Muller KE, Valentine-Thon E. Hypersensitivity to titanium: clinical and laboratory evidence. Neuro Endocrinol Lett 2006; 27 Suppl 1: 31-35.
16. Valentine-Thon E, Muller K, Guzzi G, et al. LTTMELISA is clinically relevant for detecting and monitoring metal sensitivity. Neuro Endocrinol Lett 2006; 27 Suppl 1: 17-24.
17. Hanawa T, Asami K, Asaoka K. Repassivation of titanium and surface oxide film regenerated in simulated bioliquid. J Biomed Mater Res 1998; 40: 530-538.
18. Kononen MHO, Lavonius ET, Kivilahti K. SEM observation on stress corrosion cracking of commercially pure titanium in a topical fluoride solution. Dent Mater 1995; 11: 269-272.
19. Patyk AJ, Ohm H. Effect of fluoridated prophylactic agents on titanium surfaces. Dtsch Zahnarztl Z 1997; 52: 364-367.

lecture 5　チタンインプラントによるアレルギー

江草　宏
東北大学大学院歯学研究科分子・再生歯科補綴学分野

　歯科インプラント材料の主流であるチタンは，体にとってやさしい（生体適合性の高い）金属材料と認識されている．近年，インプラント治療は急速に普及しており，世界中で数百万人の患者の口腔内にチタン製のインプラントが埋入されている．今後もインプラント治療の恩恵にあずかる患者は増える一方であろう．そんななか，「**チタンインプラントは金属アレルギーを引き起こす可能性がある**」ことを認識している歯科医師はどれほどいるだろうか？

　材料学的な観点では，「普遍的な生体適合性を示す材料はなく，チタンもその例外ではない[1]」と考えられている．実際に最近では，チタンインプラントが原因と疑われるアレルギー患者の報告がごく少数ながら認められるようになってきた．とはいえ，歯を失った場合に機能的かつ審美的な回復を可能にする歯科インプラント治療がもたらす恩恵を考えれば，チタンインプラントによるアレルギーを過剰に心配することは，ナンセンスかもしれない．ただし，チタンに対するアレルギーの現状を知り，正しい知識をもつことによって，そのリスクを可能な限り回避するよう努めるのは医療人として当然の義務である．

　本稿では，チタンアレルギーに対する歯科医師の正しい知識が，患者がより安心してインプラント治療を受けるための一助となることを期待して，これまでにわかっているチタンインプラントによるアレルギーの情報を整理しよう．

チタンは腐食するのか？　しないのか？

　「腐食」というと，鉄（Fe）から放出された金属イオンの酸化物が金属表面に付着した，いわゆる"錆（さび）"を連想するかもしれないが，水中にチタンを浸してもそのように錆びることはない．ただし，すべての金属生体材料は，酸化されて化合物に変化する性質をもつ．したがって，材料学的な観点からすると，「チタンは生体内でまったく腐食しない金属」とはいえない．実際，金属チタンそのものは，非常に不安定な金属であり，新鮮なチタン表面では酸化が容易に進行する．それでは，なぜチタンはすぐれた耐食性をもつ生体適合材料として認識されているのであろうか？

　新鮮なチタン表面は，酸素ときわめて結合しやすい性質をもっており，空気中であっても生体環境下であっても，酸化された状態で安定する．この酸化の過程で，新鮮なチタン表面は酸素と反応し，二酸化チタン（TiO_2）のきわめて薄い酸化被膜を形成する．この酸化被膜は，不動態被膜とよばれており，時間とともに堆積する鉄の錆とは異なり，一定の厚さに到達するとその厚さを維持するようにふるまう．また，この不動態被膜は新鮮なチタン表面ときわめて良好に密着しており，破壊されても瞬時に再形成される．この性質のおかげで，チタン表面は絶えず緻密な酸化被膜に覆われ，「不動態」とよばれる耐食性にすぐれた安定な状態を保っている．ただし，安定した不動態被膜であっても，水溶液中ではきわめてゆっくりとした速度の溶解反応は起こる．しかしながら，溶解によっていったん生じたごく少量のチタンイオンはすぐに溶液中の酸素と結びついて安定な酸化物となるため，イオンとして体内に回るリスクは非常に低いのである．

　ここで注意しておきたいことは，**この耐食性を維持する安定な不動態被膜は非常に薄いため，チタン表面に大きな外力が加わるとダメージを受ける**という事実である．絶えずチタン表面に擦過が生じる環境では，不動態被膜の再形成が間に合わず，チタンイオンが溶出しやすくなる．たとえば，口腔内ではチタンクラウンの咬合面を覆う不動態被膜が咬合接触によって瞬間的に喪失してチタンイオンが溶出する可能性は十分考えられるであろう．

インプラント埋入時に用いるチタン製のスクリュータップやセルフタッピングスクリューの摩耗によって不動態被膜が破壊され，チタンイオンが生体に接する機会を生じる可能性も考えられる．

このような特殊な状況によって生じた，ごくわずかなチタンイオンの存在が，場合によってはアレルゲンとなる可能性を完全に否定することはできない．試験管内で口腔内環境を模倣した実験では，条件によっては純チタンからチタンイオンが溶出することが確認されている[2]．体内に埋入されたインプラント材料に化学的な反応が生じる可能性がある限り，われわれは，チタンであっても生体にとって完全に安定した材料ではないということを認識すべきであろう．

歯科医療に用いられているチタン材料

①インプラント

現在，歯科用インプラントに用いられているチタンは，純チタンおよびチタン合金（Ti-6Al-4V）が主である．医療に用いられている純チタンは，"純"とあるが，正確には微量の酸素（0.4％以下）や鉄（0.5％以下）といった不純物を含んでいる．Ti-6Al-4V チタン合金には，アルミニウム（Al）が6％，バナジウム（V）が4％含まれているが，これらの金属は金属アレルギーに比較的なりにくい金属として知られている．したがって，**インプラントに用いるチタンは，純チタンでもチタン合金でも生体適合性の高い材料**として一般的に広く認知されている．

②矯正用装置

歯科医療において，チタンやチタン合金はインプラント以外にも矯正用ワイヤーや義歯の金属床やクラウン・ブリッジなどの補綴装置にも用いられている．矯正治療では，βチタン合金やニッケル–チタン合金が歯列矯正用ワイヤーに用いられている．後者のニッケル–チタン合金は超弾性を示すため，歯の移動による矯正力の低下が起こりにくい特徴をもつが，チタンと等量比のニッケルを含むため，ニッケルアレルギーを懸念する声もある．

③クラウン，ブリッジ，義歯床

これに対して，クラウン，ブリッジや義歯床に用いるチタンは，鋳造あるいはCAD/CAMミリングが可能なチタン合金や純チタンであるが，**一般的には金属アレルギーを起こしやすい金属成分は含まれていない**．したがって，金属アレルギーの症状を示す患者に対しては，チタン製の補綴装置を用いた治療も有効と考えられている．ただし，近年，純チタンを用いたクラウン補綴治療が首筋などの皮膚炎などのアレルギー症状を引き起こした症例が報告されており[3]，純チタンであっても患者によっては金属アレルギーを引き起こす可能性は否定できない．

チタンアレルギー検査の陽性率

チタンは生体適合性にすぐれた金属であるが，金属アレルギー検査を行った臨床報告を渉猟すると，"チタンアレルギー"を示す患者の存在は無視できない．

ドイツのMullarとValentine[4]は，チタンインプラントの埋入後にアレルギー様の臨床症状を示した患者56名に対して，チタンのアレルギー検査を行った．パッチテストの結果ではチタンに対して陽性を示した患者はいなかったが，リンパ球幼若化試験では，21名（37.5％）が陽性，16名（28.6％）が偽陽性，19名（33.9％）が陰性であった．リンパ球幼若化試験を用いた金属アレルギー検査は偽陽性を示すことが多いため，その診断への利用には賛否両論があり，未だ結論が出ていない．しかしながら，この報告ではアレルギー検査後に，54名についてインプラントを除去しており，そのすべての患者において，アレルギー様の症状が劇的に改善したことは注目に値する．

2008年の北川らの報告[5]によると，広島大学病院歯科に歯科用金属アレルギーの疑いで来院した408人の患者に対してパッチテストを行った結果，1.7％の患者にチタンの陽性反応を認めている．さらに，2012年の広島大学病院歯科における報告[6]では，インプラント治療前にパッチテストを行った患者20名のなかに，チタンに対して陽性あるいは疑陽性を示した患者を3名認めている．また，金属アレルギーとの関連が知られている掌蹠膿疱症や口腔扁平苔癬の患者を対象としたパッチテストでは，どちらの疾患患者群においてもチタンは10〜15％の陽性率を示している．ただし，これらの

報告ではパッチテスト用試薬として，皮膚に刺激性のあるチタン標準液（硫酸チタン〔IV〕の硫酸溶液）を希釈して用いているため，チタンに感作されているかどうかはパッチテストのみでは確実には判断できないであろう．

一方，2013年の東京歯科大学千葉病院の報告[7]では，歯科金属アレルギー外来を受診した1,037名を対象に，塩化チタン（$TiCl_4$）および酸化チタン（TiO_2）を試薬に用いてパッチテストを行っている．その結果，塩化チタン（容易に加水分解されて，塩化水素を発生する）溶液に対しては約4%の患者が陽性反応を示しているが，酸化チタン（生体内でイオンを放出しにくい）の軟膏に対しては陽性反応を示した患者は存在しなかった．

2008年のスペインのグループの報告[8]でも，酸化チタンの軟膏を試薬として皮内反応試験およびパッチテストを800名の健常者に対して行っているが，陽性反応を示した被験者は認めていない．この結果は，**インプラント表面に形成する不動態被膜と同組成の酸化チタンがイオンを放出してアレルギー反応を引き起こす可能性はきわめて低い**ことを裏付けており，臨床現場における「チタンインプラントはすぐれた生体適合性をもつ材料である」という実感に通じると思われる．

ここで注意しなければならないことは，**チタンインプラントは多くの患者において安全性の高い材料であるが，ある一部の患者にとってはそうでない可能性が指摘されている**ことである．

Siciliaら[8]は，インプラント治療の患者1,500名に対して，アレルギーに関連すると思われる既往をもつ患者を問診によってスクリーニングし，該当した患者35名（2.3%）にチタンアレルギーの検査を行った．選択基準は，「複数の物質にアレルギー症状がある」「アナフィラキシーショックなどの重篤なアレルギー症状の既往をもつ」「過去にインプラント除去術などによりチタンの暴露を経験している」「オッセオインテグレーションの獲得に失敗した既往をもつ」「インプラント周囲の軟組織に増殖性病変を認める」などである．この患者群に，酸化チタンの軟膏を用いたアレルギー検査をしたところ，25.7%にあたる9名が陽性反応を示した．さらに，これら9名のうち，3名の患者は，実際にインプラント治療後に，顔面の発疹，声門浮腫，口腔粘膜の炎症や増殖性病変などのアレルギー症状を認めたことを報告している．

つまり，インプラント患者の母集団1,500名全体でみると，チタンのアレルギー検査に陽性反応を示した患者は9名（0.6%）で，実際にアレルギー症状を認めた患者は3名（0.2%）に過ぎないが，アレルギーに関連すると思われる既往をもつ患者に限ってみれば，実に4人に1人の割合でチタンに対して何らかのアレルギー症状を引き起こす可能性があることを示している．したがって，このような**特定のアレルギーの既往をもつ患者のインプラント治療については，チタンについて術前のアレルギー検査が有用である**と考えられる．

歯科インプラント治療によるアレルギー反応が疑われた症例

前述のSiciliaら[8]は，チタンインプラントの埋入後にアレルギー様の反応を示した3症例を報告している．いずれの患者も女性（35～54歳）であった．1症例目の患者は，全身疾患はなく，ヘビースモーカーで重度の歯周病で，排卵誘導剤を服用していた．7本の純チタンを埋入した1か月後に，顔面の紅斑，頰および両眉毛間の発赤・湿疹を発症した．2症例目の患者は，全身疾患はなく，慢性頭痛，ペニシリンアレルギーがあり，良性セメント芽細胞腫の既往があった．8本の純チタンを埋入した1週間後に，発赤および声門浮腫を発症し，救急医療を要した．3症例目は，癲癇，抑うつをもつ患者であった．6本の純チタンの埋入後に，口腔粘膜の炎症および増殖性病変を発症した．いずれの患者も，酸化チタンのパッチテストおよび皮内反応試験に陽性であったことから，これらの臨床症状はチタンに対するアレルギー反応であったと思われる．

また，MullarとValentine[4]は，チタンインプラントを用いた歯科治療後にアレルギー様の反応を示した患者54名について，インプラントを除去すると臨床症状が消失したことを報告し，一部の患者ではチタンインプラントはアレルギー症状を引き起こすと結論づけている．

南アフリカ共和国のPreezら[9]は，49歳女性の患者に6本の純チタンインプラント埋入した結果，周囲の軟

組織に重度の炎症が起こり，除去に至った症例を報告している．同部位の組織検査では，インプラント周囲の線維症をともなう慢性炎症を認め，除去後にはこの炎症は消失した．

本邦ではEgusaら[10]が，50歳女性の患者に対して，インプラントオーバーデンチャーの治療で2本の純チタンインプラントを埋入したところ，患者の顔面に発疹・紅斑が生じた症例を報告している．この症例では，インプラントの除去直後に，チタンへの暴露が原因と思われる一時的な症状の増悪を認めたが，除去後10か月以内には顔面の発疹は完全に消失した．

韓国のLimら[11]は，窒化チタン（TiN）コーティングしたインプラントのアバットメントによってアレルギーを発症した症例を報告している．70歳女性の患者に対して，アバットメントおよび最終補綴装置を装着したところ，患者は同部位に疼痛と不快感を訴えた．アバットメントを外すと，アバットメントに接触している部位の粘膜に強い炎症を認めた．アレルギー反応を疑い，窒化チタンコーティングされたチタン試料を用いてパッチテストを行った結果，患者はこれに対して陽性を示した．そこで，アバットメントを純チタンのものに変えたところ，アレルギー症状は完全に消失した．黄金色の窒化チタン被膜は，すぐれた耐摩耗性および耐食性を示すため，さまざまな医療用器具のコーティングに用いられているが，この筆者らは患者によってはこのコーティングがアレルギー反応を引き起こす可能性があると注意を喚起している．

これまでの報告をみると，歯科用インプラントによるアレルギー反応が疑われた症例の多くが女性であることは興味深い．酸化チタン（TiO_2）は，白色顔料や紫外線散乱剤として，日焼け止めやファンデーションなどの化粧品に利用されている．このような化粧品を用いる女性はチタンに暴露される機会が多いため，感作するリスクが男性より高いのかもしれない．ただし，これまでの報告では患者がチタンに感作した経緯は述べられておらず，インプラント治療の過程でどのようにしてチタンのイオン分子が放出されるのかも明らかにされていない．また，インプラント上部構造の材料や合着セメントの成分がアレルギー反応を引き起こしている可能性も考えられるため，これらの情報を併せて検討していくべきであろう．今後の研究の進展により，チタンアレルギーの発症機構が解明されることを期待したい．

今後のチタンアレルギー患者数の推移

現時点では，チタンアレルギーが原因で歯科インプラント治療が失敗した可能性を示す報告は，いくつかの症例報告と臨床疫学研究に限られている．しかし近年，インプラント周囲炎によるインプラントの失敗には，細菌感染以外の要因が関与していること（osseoseparationの概念）に注目が集まっており[11]，その要因の1つにチタンに対するアレルギー反応を指摘する声もある[12]．つまり，埋入後に予期せぬオッセオインテグレーションの喪失によってインプラントが失敗した過去の症例のなかには，チタンに対するアレルギー反応が含まれている可能性があり，チタンインプラントに対する実際のアレルギー症例を見逃している場合もあるのかもしれない．

また，広島大学病院歯科の報告によると，平成13年（2001年）から5年間に金属アレルギー検査を行った228名におけるチタンへの陽性率は0.9％であったが，その後の5年間の301名における検査結果では6.4％と，約7倍に増えていたことは注目に値する．金属チタンはその製錬方法が工業化されてからまだ60年程度と短く，歯科医療に応用されてからはまだ数十年しか経っていない．今後，日常生活や歯科治療などでチタンに暴露される機会が増えることにより，チタンに対するアレルギーの発症リスクが高まることが懸念される．

まとめ

特定の疾患や既往歴をもつ患者にチタンアレルギーを引き起こす可能性が高いことが報告されている現在，患者に対して「チタンだから絶対にアレルギーは起きない」と説明すべきではない．体質や病気の状態によって個体差があるのは当然であり，歯科医師は「チタンに対してアレルギーを発症しやすい体質の患者も存在する」という認識をもたなければならない．とくに，「薬・食品・

化粧品などを含め，複数の物質にアレルギー症状がある」「チタンへの暴露をともなうインプラント除去術などの経験がある」「原因が明らかでないインプラントの失敗の既往をもつ」「掌蹠膿疱症や口腔扁平苔癬などの金属アレルギーに関連する疾患の既往がある」患者に対しては，術前にチタンアレルギー検査を行うことが望ましいであろう．

また，パッチテストについて回る偽陽性や，検査自体による感作を回避するためにも，試験管内での信頼性ある金属感作試験法の開発は重要な課題である．

歯科での安全・安心な治療を提供するために，われわれ歯科医師は，今後進展するチタンアレルギーの研究を注視し，科学的エビデンスを基にした治療を構築していく必要がある．

謝辞
本稿の作成にあたり貴重なご意見を賜りました，東北大学大学院歯学研究科歯科生体材料学分野の高田雄京先生に心より感謝申し上げます．

参考文献

1. Williams DF. Titanium: epitome of biocompatibility or cause for concern. J Bone Joint Surg Br 1994；76：348-349.
2. Suito H, Iwawaki Y, Goto T, Tomotake Y, Ichikawa T. Oral factors affecting titanium elution and corrosion: an in vitro study using simulated body fluid．PLoS One 2013；8(6)：e66052.
3. Ko N, Mine A, Egusa H, Shimazu T, Ko R, Nakano T, Yatani H. Allergic reaction to titanium-made fixed dental restorations: A clinical report. Journal of prosthodontics-implant esthetic and reconstructive dentistry 2014；23：501-503.
4. Muller KE, Valentine-Thon E. Hypersensitivity to titanium: Clinical and laboratory evidence. Neuro Endocrinol Lett 2006；27 Suppl 1：31-35.
5. 北川雅恵，古庄寿子，新谷智章，牧平清超，二川浩樹，小川郁子，栗原英見．広島大学病院歯科における歯科用金属アレルギー被疑患者を対象としたパッチテストおよび元素分析の動向：第一報　過去10年間の業績．広大歯誌 2008；40：124-128.
6. 北川雅恵，安藤俊範，大林真理子，古庄寿子，新谷智章，小川郁子，香川和子，武知正晃，栗原英見．歯科用金属アレルギーの動向：過去10年間に広島大学病院歯科でパッチテストを行った患者データの解析．日本口腔検査学会雑誌 2012；4：23-29.
7. 國分克寿，秦暢宏，田村美智，吉橋裕子，康本征史，奥平紳一郎，佐貫展丈，懸田明弘，橋本和彦，村上聰，松坂賢一，井上孝．歯科金属アレルギーの臨床統計的検討．東京歯科大学千葉病院における歯科金属アレルギー外来について．日本口腔検査学会雑誌 2013；5：45-50.
8. Sicilia A, Cuesta S, Coma G, Arregui I, Guisasola C, Ruiz E, Maestro A. Titanium allergy in dental implant patients: a clinical study on 1500 consecutive patients. Clin Oral Implants Res 2008；19：823-835.
9. du Preez LA, Butow KW, Swart TJ. Implant failure due to titanium hypersensitivity/allergy?：Report of a case. SADJ 2007；62(22)：24-25.
10. Egusa H, Ko N, Shimazu T, Yatani H. Suspected association of an allergic reaction with titanium dental implants: a clinical report. J Prosthet Dent 2008; 100: 344-347.
11. Lim HP, Lee KM, Koh YI, Park SW. Allergic contact stomatitis caused by a titanium nitride-coated implant abutment: a clinical report. J Prosthet Dent 2012; 108: 209-213.
12. Koka S, Zarb G. On osseointegration: the healing adaptation principle in the context of osseosufficiency, osseoseparation, and dental implant failure. Int J Prosthodont 2012; 25: 48-52.
13. Siddiqi A, Payne AG, De Silva RK, Duncan WJ. Titanium allergy: could it affect dental implant integration? Clin Oral Implants Res 2011; 22: 673-680.

lecture 6　歯科金属アレルギー対応の歯科修復材料——プレスセラミックス，ジルコニアなど

樋口鎮央
和田精密歯研株式会社・歯科技工士

　近年，生活習慣・環境の変化からアレルギーを引き起こす場合も多く，なかでも金属アレルギーの患者に対する修復物の成分に関する問い合わせも多くなっている．安全といわれていたチタンについても，昨今ではアレルギー反応を起こす場合も増えており，オールセラミック材料を選択する症例も増えている．

　金属アレルギー患者のなかにはレジンアレルギーを併発されている場合も少なくなく，その場合には使用できるのはオールセラミック材料に限定されてしまう．

　金属アレルギーの場合は，クラウンのみならず，コア材も含めてすべて除去しなければその症状は改善されず，その原因分析には長期間かかる場合も多い．筆者らはそれぞれの患者に使用できる材料の指示を歯科医師より受け，修復物を製作している．

　そのようななか，現在使用可能な歯科金属アレルギー対応の材料，その特徴についてまとめてみよう（**表1**）．

コアの材料

　コアの材料としては，弾性係数が象牙質に近似していることから，ファイバーコアを使われる場合が多い（**図1**）．しかし，レジンアレルギーでファイバーコアを使用できない場合は，セラミック材料の選択を余儀なくされる．使用できる材料としてはジルコニアポスト（**図2**）とプレスセラミックス（**図3**）の2種である．

①ジルコニアポスト

　ジルコニアポストは非常に強度が強いが，弾性がなく，歯根破折を起こす可能性も高くなり，根尖病変などが起こったときには削り取って除去することになる．しかし，天然歯の約4倍の固さがある内側性のジルコニアポスト（1300Hv）を撤去することは容易ではない．

②プレスセラミックス

　筆者は対処がしやすいプレスセラミックス「e. max Press」(ivoclar vivadent) を使用する場合が多い．強度は400Mpaと強く，色調も数種より選択できることと，鋳型材に直接，高圧プレスするため，適合性がよい特徴がある．しかし，撤去が必要な場合には撤去用に開発された専用ダイヤモンドバーが必要になる．

インレーの材料

①プレスセラミックス

　インレーの場合はハイブリッドレジンでの製作もあるが，ほとんどはプレスセラミックス「e. max Press」

表1　金属アレルギー対応の歯科修復材料．

金属アレルギー対応材料一覧	レジン系材料				セラミックス系材料			
製品形態＼材料	ファイバーポスト	ハイブリッドセラミックス	レジンナノセラミックス	射出成型樹脂	ジルコニアポスト	プレスセラミックス	ジルコニア	ナノジルコニア
コア	◎	×	×	−	○	◎	×	×
インレー	−	◎	◎	−	−	◎	◎	○
クラウン	−	◎	◎	−	−	◎	◎	◎
ブリッジ	−	△	×	−	−	△	◎	◎
DEN（フルデンチャー）	−	−	−	◎	−	−	△	◎
DEN（パーシャルデンチャー）	−	−	−	◎	−	−	−	◎
インプラント（フィクスチャー）	−	−	−	−	−	−	○	−

コアの材料

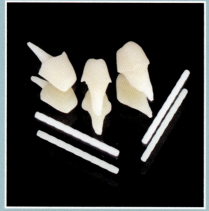

図1 ファイバーコア「ファイバーコアポストシステム」(ペントロンジャパン).

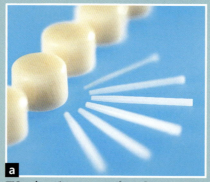

図2a, b ジルコニアのポスト「CosmoPost」(ivoclar vivadent).

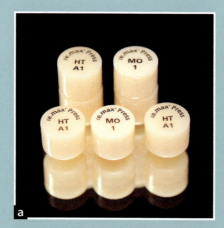

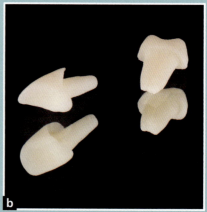

図3a, b プレスセラミックス「IPS e.max Press」(ivoclar vivadent)のコア.

である(図4).

プレスセラミックスのメリットは,
①曲げ強度が400MPaと強く,すぐれた適合性が得られる.
②硬度が天然歯にもっとも近く,対合歯を摩耗させにくく,身体にやさしい材料である.
③透過性が高く,綺麗な支台歯の色調を反映しやすい.
があげられる.

適応症としては単冠までの1歯欠損のブリッジまでが適応である.連冠および大臼歯を含むブリッジについては適応外であり,その場合は「ジルコニア」での製作になる(図5).

②ジルコニア

「ジルコニア」は発売当初の「ジルコニア」よりも透過性が約30%向上した高透過性タイプが多く使われるようになってきた.これにより,単冠から連冠,インレーブリッジにまで広く適応が可能な材料である.

しかし,欠点としては,
① CAD/CAMにて削り出して製作するため,加工特性に合わせた形成が必要になる.
②非常に硬く(1300Hv),口腔内での咬合調整の後,滑沢に研磨しておかなければ対合歯を著しく摩耗させる.
があげられる.

インレーの材料

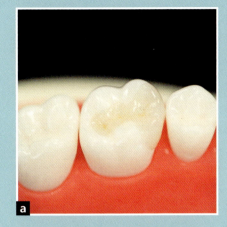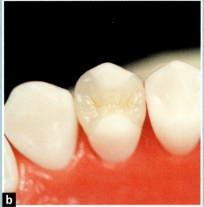

図4a, b プレスセラミックス（IPS e.max Press）のインレー.

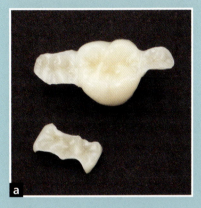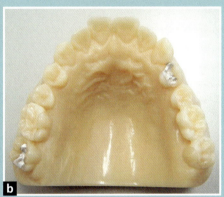

図5a, b ジルコニアのインレー.

③レジンナノセラミックス

また，CAD/CAMが普及し，ハイブリッド材料からさらに進化した材料として昨年末より「レジンナノセラミックス」が使えるようになった．この材料は従来の築盛タイプと比べてモノマー残留量が少なく，弾性係数も天然歯に近似させることにより，破折しにくい材料となっている．

クラウンの材料

①プレスセラミックス

クラウンの場合もハイブリッドレジンでの作成もあるが，ほとんどはプレスセラミックス「e. max Press」の製作が多い（**図6**）．

②ジルコニア

連冠，ブリッジ，クリアランスの少ない症例の場合には，「ジルコニア」のほうが適応範囲も広く，使用可能な材料である（**図7**）．

③ナノジルコニア

現状のセラミック材料のなかでもっとも曲げ強度（1390Mpa）が強く，破壊靱性値が通常の「ジルコニア」より3倍強い「ナノジルコニア」（P-Nano-Zr）をフレーム材として，その上に陶材を築盛して製作するクラウンも使用できる（**図8**）．

ブリッジの材料

①ジルコニア・ナノジルコニア

ブリッジになると現状では「ジルコニア」と「ナノジルコニア」のみとなる．これらは，すべて「ジルコニア」で製作するフルアナトミカルクラウンや，審美的要求の高いところには専用陶材を築盛して製作することも可能である，適応範囲の広い材料である．

強い「ジルコニア」でフレームを製作することで強度を

PART 3　さまざまな歯科金属アレルギーの症例

クラウンの材料

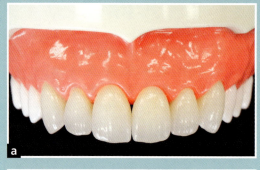
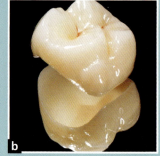
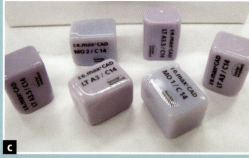
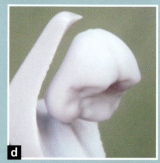

図6a〜d　プレスセラミックス「IPS e.max CAD」のクラウン．

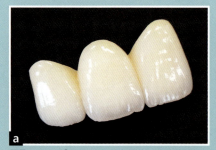
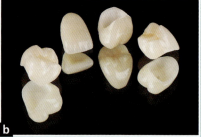
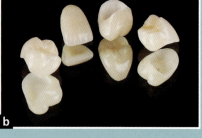

図7a〜c　ジルコニアのクラウン．

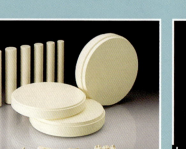
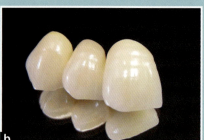
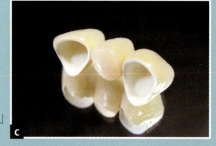
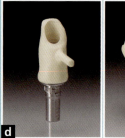
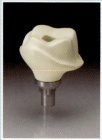

図8a〜d　ナノジルコニア「C-Pro System」（パナソニックヘルスケア）のクラウン．

ブリッジの材料

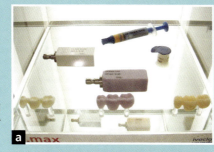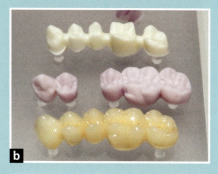
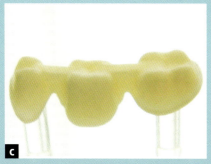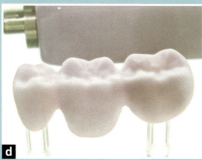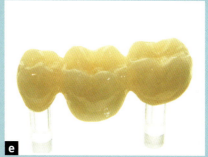

図9a〜e　フレームをジルコニア(**c**)，表面をプレスセラミックス(**d**, **e**)で製作したブリッジ(IPS e.max CAD on)．

確保し，その表面には「プレスセラミックス」をプレスもしくは削り出したものを接着することにより，もっとも対合歯にやさしいセラミッククラウンとなる(**図9**)．

デンチャーの材料

①ナノジルコニア

パーシャルデンチャーの維持装置としては現状のところ「ナノジルコニア」を使用できる．しかし，レジンアレルギーの患者には義歯床部の樹脂系材料は適用できない場合が多いため，適した材料開発が望まれる．

ナノジルコニアは，靱性値が高い特徴を生かしてフルデンチャーやパーシャルデンチャーのフレームにも使われるようになっている(**図10**)．(※ただし，レスト，クラスプは不可.)

②ジルコニア

人工歯，床ともにすべてを「ジルコニア」にて一体型で製作することは可能であるが，重量が非常に重くなること から，適用は難しいかと思われる(**図11**)．

海外ではすべてを削り出しにてデンチャーを製作するメーカーもある．残留モノマーがなく，吸水性と着色性も少なく，強度の強い材料が開発されれば，適用範囲も大きく広がるので，大きく期待したい(**図12**)．

まとめ

昨今では，ジルコニア材料が使えるようになったことで，従来のオールセラミック材料より，適用できる症例が増えている．

また，レジン系材料においてもモノマーの残留が少ない材料も新たに販売されるようになっており，できるだけそのような材料を選択して適応範囲を広げていきたい．

今後も，歯科医師より患者の情報をできるだけ多く提供され，適した材料選択を行ない，安全・安心で安定した修復物を提供して，多くの患者の「口福」を目指したい．

PART 3　さまざまな歯科金属アレルギーの症例

デンチャーの材料

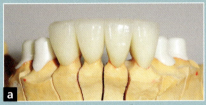
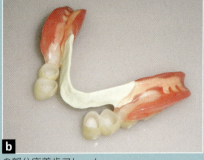
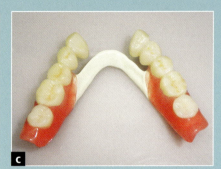

図10a～c　ナノジルコニア「C-Pro System」の部分床義歯フレーム.

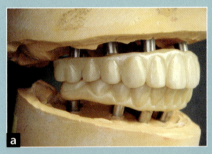
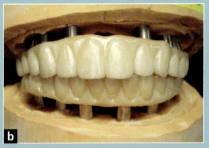
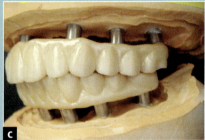
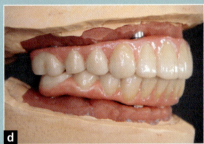
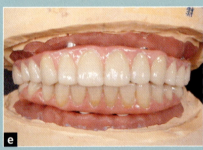
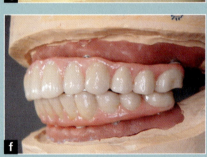

図11a～f　フルジルコニアデンチャー. **a～c** をカラーリングリキッドで着色, 最終焼成後, ステイン仕上げを行った（**d～f**）.

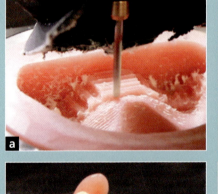
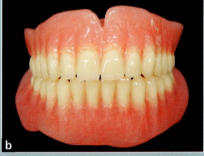
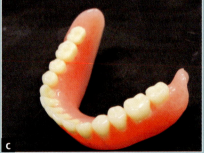
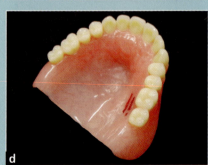

図12a～f　CAD/CAM デンチャー.

さくいん

英数字
CD4 37
false positive 98
IV型アレルギー 10
PASIスコア 38
Th17 37

あ
アトピー性皮膚炎 12, 28
アマルガム 18, 68, 76
アレルギー性接触皮膚炎 10, 48
アレルゲン 25, 79
安全性 2
イオン化 25, 56
インプラント 100
応力腐食割れ 99

か
化学物質過敏症 91
ガルバニー電流 16, 20
カルボン酸セメント 88
感作 11, 25, 64, 96, 99
乾癬 32, 37, 68, 88, 93
キャリアタンパク 37
金属アレルギー 10
金属内服負荷試験 64
クインケ浮腫 71
口腔内違和感 12
口腔扁平苔癬 12, 35, 71
抗原除去療法 38
口内炎 12
根尖病変 55, 85

さ
サイトカイン 37
錆 102
酸化 102
酸化チタン 82, 105
酸化被膜 102
歯科金属疹 22
湿疹 31, 67
掌蹠膿疱症 12, 29, 44, 55, 66, 84
ジルコニア 107, 108
ジルコニアインプラント 60
ジルコニアポスト 107
尋常性痤瘡 34
水銀 25
ステロイド 11
ストレス 93
生体適合性 2
生物製剤 38
接触皮膚炎 2, 42
セラミックス 52, 88
全身型金属アレルギー 22
全身性接触皮膚炎 22, 23, 48

た
脱毛 72
ダニ 82
遅延型アレルギー 10, 48
チタン 25, 49, 96, 102
チタンインプラント 102, 104
チタン合金 103
窒化チタン 105
チョコレート 25, 55, 71

テンポラリークラウン 88

な
ナノジルコニア 109
にきび 34, 70
二酸化チタン 102
妊娠 28

は
ハイブリッドセラミックス 52, 53
パッチテスト 11, 24, 46, 48, 64
ハプテン 37
病巣感染 84
ファイバーコア 107
腐食 16, 102
プレスセラミックス 107
ヘルパーT細胞 37
扁桃腺 85

ま
慢性蕁麻疹 79
免疫抑制剤 11

や
溶連菌 37

ら
リンパ球幼若化試験 11, 48, 64
レジンセメント 51
レジンナノセラミックス 109

編著者略歴

こう　ながかず
高　永和

1986 年 3 月　朝日大学歯学部卒業
1986 年 4 月　大阪大学歯学部歯科補綴学第一講座入局
1990 年 4 月　大阪大学歯学部附属病院医員（第一補綴）
1994 年 5 月　大阪大学歯学博士取得
1995 年 4 月　大阪市生野区にて高歯科医院開業
2000 年 4 月　新潟大学歯学部非常勤講師
2004 年 4 月　大阪大学歯学部非常勤講師
2006 年 4 月　朝日大学歯学部非常勤講師
2014 年 7 月　東北大学歯学部非常勤講師

こう　りえこ
高　理恵子

1991 年 3 月　大阪大学歯学部 卒業
1991 年 4 月　大阪大学歯学部歯科補綴学第一講座入局
1995 年 4 月　高歯科医院勤務（現在に至る）

所属学会

日本補綴歯科学会，日本歯科審美学会，日本アレルギー学会

主な著書

丸山剛郎，中村隆志，日野年澄．ポーセレンラミネートベニアの臨床応用．東京：クインテッセンス出版，1991．（分担執筆）
石田武・編著．やさしい口腔検査診断学．京都：永末書店，1995．（分担執筆）

歯科金属アレルギーに関する論文

高永和，高理恵子，島津恒敏ほか．アトピー性皮膚炎患者における歯科金属除去による臨床症状の変化に関する研究．補綴誌 2000；44：658-662．
島津恒敏，高永和．アトピー性皮膚炎と歯科金属・レジンアレルギー：抗原特異的リンパ球幼若化反応による検討．皮膚 2000；42（22）：22-30．
Egusa H, Ko N, Shimazu T, Yatani H. Suspected association of an allergic reaction with titanium dental implants: A clinical report. J Prosthet Dent 2008; 100: 344-347.
Ko N, Mine A, Egusa H, Shimazu T, Ko R, Nakano T, Yatani H. Allergic reaction to titanium-made fixed dental restorations: A clinical report. J Prosthodont 2014; 23(6): 501-503.

見分けて治そう！　歯科金属・材料アレルギー
歯科金属アレルギー 1000 症例の科学的根拠に基づいた分析からわかった診断と処置

2015 年 2 月 10 日　第 1 版第 1 刷発行
2015 年 9 月 1 日　第 1 版第 2 刷発行

編　　著　高　永和, 高　理恵子
　　　　　　こう　なが かず　こう　り え こ

発 行 人　佐々木　一高

発 行 所　クインテッセンス出版株式会社
　　　　　東京都文京区本郷 3 丁目 2 番 6 号　〒113-0033
　　　　　クイントハウスビル　電話(03)5842-2270(代表)
　　　　　　　　　　　　　　　　　　(03)5842-2272(営業部)

　　　　　web page address　http://www.quint-j.co.jp/

印刷・製本　横山印刷株式会社

Ⓒ2015　クインテッセンス出版株式会社　　　　　禁無断転載・複写
Printed in Japan　　　　　　　　　　　落丁本・乱丁本はお取り替えします
　　　　　　　　　　　　　　　　　　　　ISBN978-4-7812-0422-2　C3047
定価はカバーに表示してあります